長時間労働対策・
面接指導のQ&A

はじめに

　近年、長時間労働が循環器疾患の原因になっていることが国内外の疫学研究によって指摘されています。1978年（昭和53年）にわが国で「過労死」という言葉が使用され、2001年（平成13年）には発症から6か月前の間に時間外労働が月100時間に達するような長時間労働に従事していた労働者を業務上災害（労働災害）と認定する基準が策定されました。2014年（平成26年）の過労死等防止対策推進法や2018年（平成30年）の働き方改革関連法は、過労死の防止や長時間労働の是正を目的として成立しました。

　長時間労働は、仕事における緊張の持続だけでなく、生活やライフイベント制限、睡眠時間の不足なども引き起こして、交感神経系や内分泌系に影響して、循環器疾患や精神障害のリスクになると考えられています。

　わが国においては、労働安全衛生法に基づいて、2006年（平成18年）から長時間労働に従事した労働者（長時間労働者）に対して、医師による面接指導を行うことになりました。これは職場や作業の実態を知る産業医の職務とされていて、面接指導に基づいて企業や労働者にとって現実的な対処法を助言することが求められています。

　2021年（令和3年）には、医療法が改正されて医師の働き方改革の枠組みが示されるとともに脳・心臓疾患の労災認定基準も改正されました。これらを受けて、長時間労働者の面接指導を担当する医師が抱く疑問への回答をまとめた旧書の記載内容を全面的に書き改め、全体構成も見直して、本書を取りまとめました。原稿の編集作業でお世話になった公益財団法人産業医学振興財団の山田剛彦氏、丹下陽子氏、西村智子氏に深謝いたします。

　超高齢社会が到来しているわが国において、労働者ごとの事情を丁寧に聞き取りながら、医師による面接指導が実効ある長時間労働対策として推進されることを祈ります。

産業医科大学 産業生態科学研究所 産業保健管理学教室

堀江　正知

長時間労働対策・面接指導の Q&A
CONTENTS

Ⅱ. 長時間労働者に対する医師による面接指導制度

1 　面接指導制度とはどのような制度か？

(1) 制度の概要と面接を行う医師

(2) 罰則について

2 　どういう人が面接指導の対象者になるのか？

(1) 面接指導の対象者

Ⅲ. 長時間労働対策のポイント

5 　長時間労働対策を事例から学ぶ

Q 144 長時間労働対策について、具体的な事例を紹介してください。

長時間労働と
健康障害の発生

1　長時間労働とは？

Question 1　日本には長時間労働者が多いのですか？

Answer

▶▶▶ Point

　日本における平均年間総実労働時間は、高度成長期以降、長年かけて短くなってきましたが、1990年代以降は、一般労働者は2,000時間強で変わらず、パートタイム労働者の増加で短くなっているだけです。長時間労働者の割合は、30歳台や40歳台の男性で高い傾向がありますが、2000年代中頃からは徐々に減っています。しかし、欧米と比較すると依然として高い状況です。

・・

　日本国民は、高度成長期に長時間労働をいとわず働きました。しかし、経済成長を遂げた1980年代に日米貿易摩擦が生じたことを背景に、日本の労働時間を年間1,800時間程度に向けて短縮する政策が進められ、労働基準法が規定する労働時間が徐々に短縮されました。また、1992年（平成4年）に時限立法で「労働時間の短縮の促進に関する臨時措置法（時短促進法）」が制定され、国は労働時間短縮推進計画を策定しました。2005年（平成17年）に同法は「労働時間等の設定の改善に関する特別措置法（労働時間等設定改善法）」に改正され、国は労働時間等設定改善指針を策定しました。2007年（平成19年）に内閣府は仕事と生活の調和（ワーク・ライフ・バランス）を提唱するなど長時間労働を減らすための政策的な努力が続けられてきました。

　日本における労働者1人当たり平均年間総実労働時間は、1960年（昭和35年）に2,432時間でしたが、1970年（昭和45年）に2,239時間、1980年（昭和55年）に2,108時間、1990年（平成2年）に2,016時間、2000年（平成12年）に1,853時間、2010年（平成22年）に1,754時間と減少しました。しかし、1990年代後半からは、パートタイム労働者の割合が増加しているだけで、いわゆる一般労働者の総実労働時間は2,000〜2,050時間でほぼ一定です（**図1**）。2015年（平成27年）の1人当たり年間時間外労働は、国家公務員233時間（本府省363時間、それ以外206時間）、地方公務員158時間（本庁220時間、出先機関119時間）、民間労働者154時間となっています。また、教員は中学校が小学校よりも長時間労働者が多い傾向を認めています（**図2**）。労働者の多様化が進み、平均値の意義は薄くなっています。

　近年は、長時間労働者の割合が指標として用いられるようになっています。週60時間以上働く就業者の割合は、30歳台や40歳台の男性で約15％と多いものの、2000年代中頃からは男女ともにおおむね減少傾向にあります（**図3・図4**）。このうち被雇用者だ

けを抽出すると2003年（平成15年）と2004年（平成16年）に男女合計で12.2%でしたが、2010年に10.0%、2015年に8.2%、2019年に6.4%と減少しています。2015年に閣議決定された過労死等防止対策大綱は、2020年（令和2年）までに週60時間以上働く就業者の割合を5.0%以下にするという目標を掲げています。それでも、国際的に比較可能な週49時間以上の割合をみると、日本は依然として欧米よりも多いのが現状です（図5）。

図1　年間総実労働時間の推移

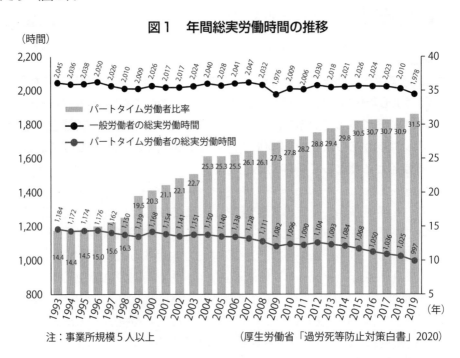

注：事業所規模5人以上　　　　　　　　（厚生労働省「過労死等防止対策白書」2020）

図2　教員の学内週労働時間

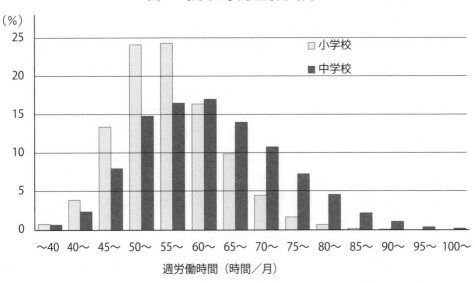

週労働時間（時間／月）

（文部科学省「教員勤務実態調査」平成28年〈2016年〉度）

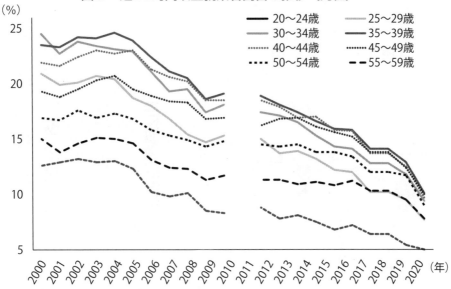

図3　週60時間以上就業者割合の推移（男性）

注：非農林業就業者について作成したもの

（総務省「労働力調査」2021）

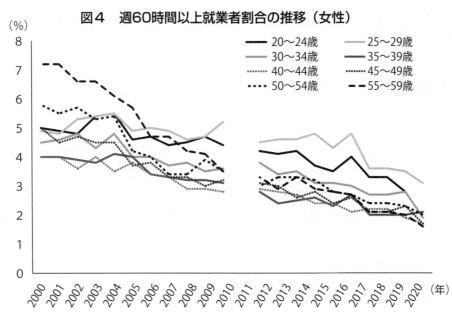

図4　週60時間以上就業者割合の推移（女性）

注：非農林業雇用者について作成したもの

（総務省「労働力調査」2021）

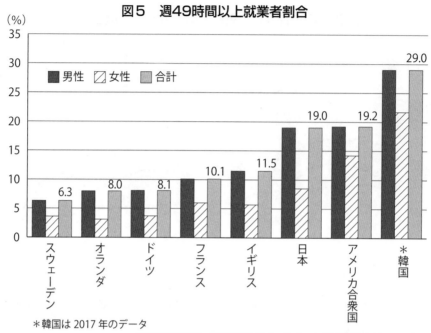

図5　週49時間以上就業者割合

＊韓国は 2017 年のデータ

（労働政策研究・研修機構「データブック国際労働比較 2019」）

Question 2

長時間労働とは、具体的に何時間以上の労働時間のことを言うのですか？

Answer

▶▶▶ Point

　わが国においては、業務上疾病の認定基準において、長期間の過重業務と認められるような過重負荷を判断するうえで、時間外労働の時間が長いことが要件になるとされています。また、長時間労働による健康障害を防止するための面接指導の対象者を選定するうえでも、ほぼ同様の基準が使用されています。

・・・

　厚生労働省労働基準局は、「血管病変等を著しく増悪させる業務による脳血管疾患及び虚血性心疾患等の認定基準について」（令和3年9月14日付け基発0914第1号）において、「長期間の過重業務」を判断するうえで、①発症前1か月間ないし6か月間にわたって、1か月当たりおおむね45時間を超えて時間外労働の時間が長くなるほど、業務と発症との関連性が徐々に強まると評価できること、②発症前1か月間におおむね100時間又は発症前2か月間ないし6か月間にわたって、1か月当たりおおむね80時間を超える

時間外労働が認められる場合は、業務と発症との関連性が強いと評価できること、を踏まえて判断することを公表しています。

　また、面接指導の対象者は、労働安全衛生法と関係法規において、時間外労働と休日労働の合計時間が1か月当たり80時間を超え、かつ、疲労の蓄積が認められる者で（同法第66条の8、労働安全衛生規則第52条の2）、面接指導を受ける旨申し出た者と定義しており（同規則第52条の3）、面接指導に準ずる措置の対象者は、同上の時間が1か月当たり45時間を超え健康への配慮の必要な者として衛生委員会等で審議して定めることとされています（同法第66条の9、同規則第52条の8）。

　これらのことから、脳血管疾患及び虚血性心疾患等の発症のリスクになり得る長時間労働とは、法定労働時間を超える労働時間が1か月当たり45時間を超える時間外労働のことであり、それが1か月間におおむね100時間を超えるなど前述の認定基準の②に相当する場合は業務と発症との関連が強いと評価されやすいことになります。ただし、健康上のリスクとして取り扱う労働時間とは、時間外手当が支払われた時間にとらわれるのではなく、労働者が実際に労働した時間を指します。また、長時間労働は、過重業務かどうかを判断する指標の1つであり、認定基準②に該当しなくてもこれに近い時間外労働に従事し、その際、労働時間以外の負荷（Q12・Q18参照）が伴っていた場合も業務と発症との関連が強いと評価されます。過重業務は、業務の種類や内容、就業した時間帯、労働者の立場や特性も関係することに留意する必要があります。

　さらに、「心理的負荷による精神障害の認定基準について」（平成23年12月26日付け基発1226第1号）は、「特別な出来事」として「極度の長時間労働」を1か月当たり160時間を超える時間外労働と明示し、「強い心理的負荷」として発病直前の連続2か月間に1か月当たり約120時間以上、連続3か月間に1か月当たり約100時間以上と例示しています。

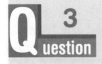

Question 3　過重労働の定義は、どのように決まっているのですか？

Answer

▶▶▶ **Point**

　労働安全衛生法と関係法規は、「過重労働」という言葉を直接は定義していませんが、厚生労働省の労災認定基準（通達）は、「過重負荷」や「過重な業務（過重業務）」を定義しています。

　労働安全衛生法と関係法規（同法第66条の8、労働安全衛生規則第52条の2・第52条の3）は、医師による面接指導を実施しなければならない労働者について、法定労働時間（休憩時間を除き1週間当たり40時間）を超える労働時間が法定休日に働いた労働時間と合計して1か月当たり100時間を超え、かつ、疲労の蓄積が認められる者で面接指導を受ける旨申し出た者と定義しています。ここで、疲労の蓄積については法規による定義はなく、主として労働者の自覚的な症状に基づいて判断することになります。また、労使間で把握している時間数が違うなど、複数の見解がある場合は、とりあえず面接指導を実施することになっています。このように面接指導の対象とすべき労働者は、事実上、過重労働に従事した労働者と考えてよいでしょう。

　また、「血管病変等を著しく増悪させる業務による脳血管疾患及び虚血性心疾患等の認定基準について」（令和3年9月14日付け基発0914第1号）は、「過重負荷」を「長期間の過重業務」、「短期間の過重業務」、「異常な出来事」に分けて定義しています。ここで、長期間は発症前6か月、短期間はおおむね発症前1週間、異常な出来事は発症前日の業務のことを指しています。特に、長期間の過重業務については、労働時間に基づいて具体的に定義しており、法定労働時間を超えて労働させた時間が、発症前1か月間におおむね100時間を超えていたか、又は、発症前2か月間ないし6か月間にわたって1か月当たり80時間を超えていたかどうかを基準にしています。ただし、この基準に達していなくても、「拘束時間の長い勤務」、「休日のない連続勤務」、「勤務間インターバルが短い勤務」、「不規則な勤務・交替制勤務・深夜勤務」、「出張の多い業務」、「その他事業場外における移動を伴う業務」、「心理的負荷を伴う業務」、「身体的負荷を伴う業務」、「作業環境（温度環境・騒音）」がある場合は、事例ごとに総合評価して判断することになっています。

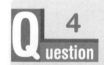

Question 4　過重負荷と過重業務の定義には、違いはありますか？

Answer

▶▶▶ Point

　明らかな過重負荷により増悪した脳・心疾患は業務上疾病と認定されます。過重負荷の類型として過重業務が含まれます。過重業務は、労働時間が非常に長いことのほか、業務量、業務内容、作業環境等の労働時間以外の要因を加えて評価されるもので、その程度によって過重負荷といえるかどうかが判断されます。

「血管病変等を著しく増悪させる業務による脳血管疾患及び虚血性心疾患等の認定基準

について」（令和3年9月14日付け基発0914第1号）は「過重負荷」という言葉を使っていて、「長期間の過重業務」、「短期間の過重業務」、「異常な出来事」に分けて定義しています。そのうち、長期間の過重業務については、法定労働時間を超えて労働させた時間が、発症前1か月間におおむね100時間を超えていたか、又は、発症前2か月間ないし6か月間にわたって1か月当たり80時間を超えていたかどうかを基準にしています。ただし、この基準に達していなくても、「拘束時間の長い勤務」、「休日のない連続勤務」、「勤務間インターバルが短い勤務」、「不規則な勤務・交替制勤務・深夜勤務」、「出張の多い業務」、「その他事業場外における移動を伴う業務」、「心理的負荷を伴う業務」、「身体的負荷を伴う業務」、「作業環境（温度環境・騒音）」がある場合は、事例ごとに総合評価して過重負荷といえるかどうか判断することになっています。その際、基礎疾患を有していたとしても日常業務を支障なく遂行できる同年代の同僚にとっても身体的・精神的に過重であったかどうかが基準になります。また、発症に近接した時期の業務ほど業務と発症との関連が強いと評価されやすくなります。短期間の過重業務については、発症前おおむね1週間以内の継続性と深夜帯に及ぶ時間外労働を考慮するほかは、ほぼ同様です。異常な出来事については、過重業務とは異なり、発症前24時間以内の負荷の異常性や突発性などが評価されます。

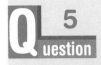

有害要因にばく露されている労働者の長時間労働の定義は、一般的な労働者の定義と同じですか？

Answer

▶▶▶ Point

　面接指導に関する法令の規定は、労働時間を算出する際に、有害要因にばく露される労働時間を区別していません。しかし、有害要因へのばく露については、日本産業衛生学会が公表している許容限界（許容濃度等）が1日8時間以下、1週に40時間以下を前提にしていること、及び労働基準法施行規則が規定する有害な業務における労働時間の延長が1日の2時間を限度としていることに留意する必要があります。したがって、面接指導において、有害要因にばく露されている労働者については、長時間労働による心身の負荷は、一般的な労働者よりも高いと考えるべきです。

　労働時間は、脳血管疾患及び虚血性心疾患等のリスクになる業務の過重性を評価するための基本的な指標として広く使用されています。一方、職場に存在する有害要因は、さまざまな有害な健康影響を与えるリスクになります。長時間労働により脳血管疾患及び虚血性心疾患等が発生するリスクの大きさは、有害要因にばく露されることによって大きくな

ることがあると考えられます。特に、二硫化炭素等の動脈硬化を促進する有害要因や寒冷等の血圧を上昇させる有害要因などについては、公益社団法人日本産業衛生学会が公表している許容限界（許容濃度等）が前提としている1日8時間、1週に40時間を超えてばく露されることは、脳血管疾患及び虚血性心疾患等のリスクを上昇させる可能性があります。同様に、有害要因ごとの健康影響を予防すべきであることから、労働基準法施行規則（第18条）は、以下に示す有害業務に従事させる労働時間の延長は1日2時間を上限とするよう規定しています。

◎坑内での労働、◎多量の高熱物体取扱い・著しく暑熱な場所の業務、◎多量の低温物体取扱い・著しく寒冷な場所の業務、◎エックス線などの有害放射線にさらされる業務、◎土石などのじんあい・粉末を著しく飛散する場所の業務、◎異常気圧下業務、◎さく岩機などの使用による身体に著しい振動を与える業務、◎重量物取扱いなどの重激業務、◎ボイラー製造などの強烈な騒音発生場所の業務、◎鉛・水銀などの有害物発散場所の業務

面接指導に関する法令は、労働時間を算出する際に、有害要因にばく露される労働時間を区別して規定してはいません。しかし、前述のように、有害要因にばく露される労働時間が長いことは、有害要因ごとの健康影響を生じるリスクになることから、有害要因にばく露される労働時間については他の労働時間とは区別して把握して、面接指導においても活用することが望ましいと考えられます。このようなことから、面接指導において、有害要因にばく露されている労働者については、長時間労働による心身の負荷は、一般的な労働者よりも高いと考えるべきです。

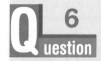

長時間労働の定義は、労働者の性・年齢による違いはないのですか？

Answer

▶▶▶ Point

面接指導に関する法令は、労働時間を算出する際に、労働者の性・年齢によって異なる基準を設けてはいません。ただし、面接指導の指導内容においては、性・年齢の違いを含めた脳血管疾患及び虚血性心疾患等のリスクの個人差が考慮されます。また、妊産婦の労働時間については、労働基準法に基づく制限を順守する必要があります。

労働基準法は、使用者に対して、妊産婦の労働時間の制限（第66条）、育児時間の確保（第67条）、生理日の就業が著しく困難な女性に対する措置（第68条）等を規定しており、これらの対象者には労働時間を短縮するよう求めています。一方、面接指導に関する法令

は、労働時間を算出する際に、労働者の性・年齢によって異なる基準を設けてはいません。ただし、医学的には性・年齢によって、業務が心身に与える負荷の大きさには違いがあると考えられます。したがって、面接指導の指導内容においては、性・年齢の違いを含めた脳血管疾患及び虚血性心疾患等のリスクの個人差が考慮されます。

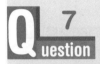 法定労働時間外の労働時間が月に100時間以下の場合は、過重な業務による業務上疾病として労災認定されないのですか？

Answer

▶▶▶ Point

1か月の法定労働時間外の労働時間が100時間以下であっても、その他に過重な業務による負荷となる労働時間以外の要因（拘束時間の長い勤務など）を総合的に判断して、過重な業務による業務上疾病として労災認定された事例はあります。

2007年（平成19年）から2020年（令和2年）までに労災認定された脳・心臓疾患の事案のうち長期間の過重業務が原因であった事案3,718件を法定労働時間外の労働時間で分類すると1,738件（46.7%）は100時間未満でした。さらに、274件（7.4%）は80時間未満でした（Q15参照）。

クモ膜下出血で死亡した看護師の女性（当時25歳）の事例では、発症前6か月の残業時間は月に50時間でしたが、本人は交替勤務に従事しており、月に5回程度は、前の勤務終了時から次の勤務開始時までの時間が5時間しかない場合があり、身体的疲労や精神的ストレスの蓄積も認められていたとして、業務の質的な過重性も考慮されて、業務上疾病と認められています。

また、船舶の荷物積み降ろし作業後に心臓疾患で死亡した港湾労働者の男性（当時48歳）の事例では、死亡前1週間の残業時間は1時間程度でしたが、死亡時は夏で、作業現場に日よけがなく、最高気温は30度を超えていたことなどから、業務により心臓疾患が発症したものとして、裁判の判決により、労災の不支給処分が取り消されている事例があります。

Q Question 8 「健康日本21(第2次)」は、長時間労働の削減目標をどのように掲げているのですか?

Answer

▶▶▶ Point

「健康日本21(第2次)」では、2020年(平成32年)までに週労働時間60時間以上の雇用者の割合を5.0%に削減することを目標として掲げています。

近年、長時間労働などを原因とする脳・心臓疾患や精神障害に係る労災認定件数が高水準で推移しており、長時間労働の実態がみられることから、過重業務を解消し、労働者が健康を保持しながら労働以外の生活のための時間を確保して働くことができるよう労働環境を整備することは、国民の健康づくりにおいても重要な課題となっていると認識されるようになりました。

2010年(平成22年)、政府は「新成長戦略」(平成22年6月18日閣議決定)で、2020年(令和2年)までの目標として「週労働時間60時間以上の雇用者の割合(2008年〈平成20年〉時点で10%)5割減」を盛り込みました。「仕事と生活の調和推進のための行動指針」(平成22年6月29日付け「仕事と生活の調和推進官民トップ会議」策定)も同様の目標を掲げています。

そこで、2013年(平成25年)から始まった「健康日本21(第2次)」(2012年〈平成24年〉7月10日付け厚生労働省告示第430号)では、別表第5「栄養・食生活、身体活動・運動、休養、飲酒、喫煙及び歯・口腔の健康に関する生活習慣及び社会環境の改善に関する目標」の中の「(3)休養」の項目に「週労働時間60時間以上の雇用者の割合」を新たに掲げることになり、総務省の労働力調査に基づいて9.3%(2011年〈平成23年〉)から5.0%(2020年)に減らすことが目標になっています。2019年(令和元年)には6.5%で、2020年には5.1%となっています。「休養」の項目には「十分な睡眠の確保(睡眠による休養を十分にとれていない者の割合の減少)」も掲げられており、健康づくりに関する意識調査(公益財団法人健康・体力づくり事業財団)では18.6%(2009年〈平成21年〉)から15%(2022年〈令和4年〉)に減らすことが目標になっています。2018年(平成30年)には21.7%となっています。

さらに、2015年(平成27年)に閣議決定された「過労死防止大綱」が掲げる数値目標にも同じ数値が掲げられていましたが、2021年(令和3年)の改正で、週40時間以上働く雇用者のうち、週60時間以上働く雇用者の割合に変更され、2025年(令和7年)までの目標になっています。事業場においても、国が掲げるこの目標に向けて、労働者の週労働時間が60時間未満となるような方策を講じることが期待されています。

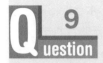

わが国における長時間労働が、循環器疾患を増加させるという科学的根拠はあるのですか？

Answer

▶▶▶ **Point**

1978年に「過労死」という用語が初めて使用されてから、心筋梗塞などの循環器疾患を中心とする多くの研究報告があります。2000年代には、前向きコホート研究の結果も公表されてきました。これらの成果から長時間労働、短時間睡眠、心理的ストレスが相互に関連しながら循環器疾患の発症率を上昇させている可能性が示唆されています。

　1978年の日本産業衛生学会で、上畑鉄之丞氏により初めて「過労死」という言葉が用いられた学会発表が行われました[1]。この時、同氏は、労働負担との関連が強いと判断された循環器疾患の17事例（病名：脳血管疾患8人、急性心不全5人、心筋梗塞4人、うち労災認定7人、職種：新聞記者等6人、工員6人、タクシー運転手4人、銀行員1人）を詳細に分析した結果、仕事における過労の蓄積要因と促進要因に、本人の基礎疾患や生活習慣の乱れが加わって発症したものと推定しました。

　1991年には、同氏は、労災請求した203事例（性別：男性196人、女性7人、死因：脳血管障害123人、急性心不全50人、心筋梗塞27人、その他）の詳細な調査結果を公表し[2]、事例の2／3で、死亡直近の労働時間が60時間以上／週、時間外労働が50時間以上／月、休日出勤が1／2以上であったことから、長時間労働がこれらの事例の主な原因であると推定しました。また、88事例では、死亡の直前に不安や興奮を生じる要因、業務負荷の急増、突発的な困難事例、職場環境の変化等に遭遇していることから、職場におけるこれらの付加的な事項も影響することを示唆しました。このように、1970年代後半ごろから、労災申請に関係して収集した症例報告として、労働者の循環器疾患では月単位で継続する長時間労働やそれに関係する職場の出来事が原因になっている可能性が指摘されるようになりました。

　1996年には、1992年～1993年にかけて行われた長時間労働と血圧との関係についての研究が公表されました[3]。この研究は、長時間労働に従事するホワイトカラー従業員を対象に、24時間血圧や心拍数の平均値を検討しています。その結果、時間外労働が60時間以上／月の群と30時間未満／月の群で比較した結果、もともと高血圧のない群で収縮期血圧も拡張期血圧も有意に高くなり（125／82対117／76、P<0.001）、高血圧があった群でも拡張期血圧が有意に高くなりました（138／97対137／93、P<0.001）。また、同一の男性19人について、非常に多忙な時期（時間外労働が平均96時間／月）と

それ以外の時期（同43時間／月）を比べると、血圧が有意に高く（127/83対121/79、P＜0.001）、心拍数も有意に増加しました（74対69、P＜0.001）。このように、実際の労働者を対象とした調査研究によって長時間労働が血圧を上昇させることが示唆されました。

　1998年には、日本における労働時間と心筋梗塞との因果関係に関する疫学研究が初めて報告されました[4]。この研究は、症例対照研究のデザインで実施されたもので、1990年〜1993年に急性心筋梗塞で入院した男性195事例（30〜69歳）を症例群とし、定期健康診断を受診して冠動脈疾患がないと診断された者のうちから年齢と職業をマッチさせた男性331事例を対照群としました。その結果、発症前1か月間の労働時間が11時間／日であった者が7〜9時間／日であった者に対して急性心筋梗塞を発症するオッズ比は2.44（95％信頼区間1.26〜4.73）倍になりました。また、発症前1年間に平均労働時間が3時間を超えて増加した者の1時間以下であった者に対するオッズ比は2.53（同1.34〜4.77）倍になりました。このように、長時間労働と心筋梗塞の発症との間に因果関係があることが疫学研究によっても示唆されるようになりました。

　2002年には、より大規模かつ正確に労働時間と心筋梗塞との因果関係を調べた疫学研究が報告されました[5]（表１・表２）。この研究は、やはり症例対照研究のデザインで実施されたもので、1996年〜1998年に急性心筋梗塞で入院した男性260事例（40〜79歳）を症例群とし、心筋梗塞に罹患していない地域住民のうちから年齢と居住地をマッチさせた男性445事例を対照群としました。その結果、発症の前年と前月における1週間の平均労働時間が長くなるほど急性心筋梗塞を発症するオッズ比が上昇し、労働時間が61時間以上／週では約2倍となりました。また、発症の前年と前月における平日の平均睡眠時間が5時間以下／日が2日以上／週ではそれぞれ2.1倍と3.6倍になり、発症の前月における休日が2日未満／月では2.9倍になりました。このように、長時間労働とともに短時間睡眠が心筋梗塞の発症との間に因果関係があることが示唆されるようになりました。

　2003年には、1997年度から2000年度にかけて、各年に事務所で勤務するホワイトカラー労働者453〜589人（年度によって異なる）について各1年間追跡して長時間労働が精神疾患及び循環器疾患に関係しているかどうかを調べた小規模な前向きコホート調査の結果が報告されました[6]が、有意差は検出されませんでした。ただし、この研究は十分な標本数や調査期間ではなかった可能性があります。

　2005年には、長時間労働と心理的ストレスを同時に評価すると、心理的ストレスの方が強く関わっているとする前向きコホート研究による疫学研究が報告されました[7]。この研究は、1994年〜2000年の平均5.6年間にわたって、研究開始時に40〜65歳で心血管疾患を診断されてなかった1,615人（男性908人、女性707人）を対象に、長時間労働（≧10時間／日）、仕事の要求度（demand）、仕事の裁量の自由度（control）を多変量解析により同時に分析したものです。その結果、心血管疾患の発症が、アクティブ群（仕事の要求度が高く、仕事の裁量の自由度も高い群）の男性で有意に増加（相対危険度：95％信頼区間2.94,1.29〜6.73）し、高ストレイン群（仕事の要求度が高く、仕事の裁量の自由度が低い群）の女性で有意に増加（同9.05,1.17〜69.86）していました。

しかし、長時間労働と心血管疾患の発症には有意な因果関係を認めませんでした（同：1.24,0.60～2.55）。この研究結果からは、労働時間が長いことが独立に心血管疾患の発症率を上昇させているのではなく、仕事の要求度や裁量の自由度といった心理的ストレスのほうが強く関与しながら心血管疾患を発症させていることが示唆されています。

　2005年には、常勤被雇用者のうち心筋梗塞で入院した47人と性・年齢をマッチさせた健康な者で、労働時間と仕事のストレスを調査した症例対照研究も報告されました[8]。その結果、平均労働時間は症例群の58.3時間／週のほうが対照群の50.7時間／週よりも有意に長く、症例群への半構造化面接の結果からは38%が仕事のストレスも心筋梗塞の発症に影響したと考えており、ストレスを受ける突発的事案を経験した者のオッズ比は6.88（95%信頼区間1.84～25.75）倍になりました。

表1　心筋梗塞の症例群と対照群における労働時間、睡眠時間、休日の比較[5]

時間の変数	参照期間	粗平均＋標準誤差			調整平均＋標準誤差		
		症例群	対照群	p値	症例群	対照群	p値
労働時間／週	前年	48.8+1.0	45.1+0.7	0.003	49.2+1.0	45.2+0.8	0.002
	前月	47.7+1.0	44.6+0.8	0.02	48.0+1.1	44.6+0.8	0.02
休日／月	前年	9.0+0.3	9.1+0.2	0.71	9.0+0.3	9.2+0.2	0.61
	前月	8.2+0.3	8.4+0.3	0.56	8.2+0.4	8.4+0.3	0.56
睡眠時間／平日	前年	6.8+0.1	6.9+0.1	0.05	6.8+0.1	6.9+0.1	0.13
睡眠時間／休日	前年	7.6+0.1	7.7+0.1	0.19	7.6+0.1	7.7+0.1	0.23
睡眠＜5時間	前年	0.84+0.1	0.55+0.1	0.001	0.81+0.1	0.56+0.1	0.01
の日数／週	前週	0.95+0.1	0.52+0.1	0.0001	0.95+0.1	0.52+0.1	0.0001

表2　長時間労働、短時間睡眠、休日労働が心筋梗塞を発症させるオッズ比[5]

時間の変数	オッズ比（95%信頼区間）	
	粗値	調整済み値*
労働時間／週		
≦40	1.0（参照値）	1.0（参照値）
41～60	1.3（0.9～1.9）	1.2（0.8～1.9）
≧61	2.2（1.4～3.7）	1.9（1.1～3.5）
休日／月		
≧8	1.0（参照値）	1.0（参照値）
2～7	1.3（0.9～1.8）	1.3（0.9～1.9）
＜2	1.6（0.9～3.1）	2.9（1.3～6.5）
睡眠＜5時間の日数／週		
0	1.0（参照値）	1.0（参照値）
1	1.3（0.9～1.8）	1.3（0.8～2.0）
≧2	3.3（1.9～5.6）	3.6（1.9～6.9）

＊調整変数：1日喫煙本数×年数、飲酒量、過体重、高血圧、糖尿病、脂質異常、
　冠動脈疾患の家族歴、職種、仕事の安静度

　2005年には、IT企業の若年労働者377人（平均28歳）の断面研究も報告され、睡眠時間が短くなると、女性ではPOMS（Profile of Mood States）調査票で緊張―不安が有意に上昇し、男性では身体的な症状が有意に上昇することが報告されました[9]。

　2009年には、労働者ではなく地域住民98,634人を対象とした研究ですが、1988年〜1990年から2003年まで14.3年間にわたり追跡した大規模な前向きコホート研究により、睡眠時間が4時間以下／日の群では7時間／日の群と比較して、女性の冠血管疾患が2.32（95％信頼区間1.02〜2.18）倍と報告されました[10]。ただし、この研究では10時間以上／日の場合にも脳血管障害や心血管疾患が有意に増加しました。2009年には、やはり地域住民11,367人を対象に1992年〜1995年から10.7年間にわたり追跡した前向きコホート研究により、睡眠時間6時間未満／日の群では7時間台／日の群と比較してハザード比が2.14（95％信頼区間1.11〜4.13）と報告されました[11]。2011年には、ホワイトカラーの男性労働者1,510人（18〜59歳）の断面調査で、時間外労働の長さが50〜63時間未満／月及び63時間以上／月の群では26時間未満／月の群と比べてPittsburgh Sleep Quality Index（PSQI）のhigh global scoreが1.67及び1.87で有意に上昇したことが報告されました[12]。このように、長時間労働は睡眠の質を低下させることが示唆されています。

　2011年には、男性労働者2,282人（35〜54歳）を14年間追跡した前向きコホート研究が報告されました[13]（表3）。この研究では、14年間に発症した64事例の循環器疾患について、調査開始時の睡眠時間／日が6時間未満、6時間以上、7時間以上、8時間以上の4群で比較すると、6時間未満の群では、循環器疾患全体と冠動脈疾患のハザード比が3.49（95％信頼区間1.30〜9.40）と4.95（同1.31〜18.73）になりました。ただし、脳血管障害との関係は有意ではありませんでした。このように、短時間睡眠が心血管疾患の発症に関与していることが、科学的には症例対照研究よりも確からしい根拠と考えられている前向きコホート研究によっても示唆されています。

　2012年には、血圧が正常範囲である男性労働者1,235人を対象とした1年間の前向きコホート研究[14]により、組み立て工場に勤務する者では、時間外労働時間が40時間未満／月、40〜80時間未満／月、80時間以上／月の3群で拡張期血圧の上昇を比較すると、それぞれ1.5mmHg（95％信頼区間0.8〜2.2）、2.3mmHg（同1.3〜3.2）、5.3mmHg（同2.7〜7.9）となり、時間外労働時間と有意に関係していたことが報告されています。

　2012年には、2009年に実施された製造業の男性労働者933人を対象とした健康診断結果による断面調査[15]から、労働時間が7時間台／日の者と比較して10時間以上／日の者では、メタボリックシンドロームのオッズ比が、3.14（95％信頼区間1.24〜7.95）と有意に関係していたことが報告されています。

　2014年には、長時間労働と健康に関する疫学研究の体系的レビューがわが国の研究者により公表されています[16]。その中では、1995年〜2012年までに公表された12の前向きコホート研究と7つの断面研究をまとめると、長時間労働は、抑うつ状態、不安、睡眠状態、冠血管疾患と関連していると結論づけています。

　2019年には、多目的コホート研究（JPHC Study）の成果が公表されました[17]。1993年に茨城、新潟、高知、長崎、沖縄の5保健所管内に在住の40〜59歳男性15,277人を2012年まで追跡した結果、急性心筋梗塞の発症リスクは、労働時間が11時間以上／日の群では7〜9時間未満／日の群と比べて1.63（95％信頼区間1.01〜2.63）倍でした。勤務者に限定すると2.11（同1.03〜4.35）倍で、追跡開始時に50〜59歳に限定すると2.60（同1.42〜4.77）倍でした。ただし、脳血管疾患では有意差を認めず、その理由として著者らは脳血管疾患で大血管病変や脳塞栓の割合が少なかったことを考察しています。

表3　短時間睡眠と循環器疾患の発症との関係[13]

対象疾患 睡眠時間／日	発症数 (a)	対象者数	人×観察年 (b)	発症率 (1000×a／b)	モデル1 ハザード比 (95％信頼区間)	モデル2 ハザード比 (95％信頼区間)	モデル3 ハザード比 (95％信頼区間)
心血管疾患							
<6.0	6	84	973	6.17	3.24 (1.34〜7.86)	3.63 (1.48〜8.89)	3.49 (1.30〜9.40)
6.0〜6.9	13	559	6954	1.87	1.02 (0.52〜1.97)	1.08 (0.55〜2.10)	1.11 (0.55〜2.25)
7.0〜7.9	27	1131	14163	1.91	1.00	1.00	1.00
>8.0	18	508	6280	2.87	1.41 (0.78〜2.56)	1.41 (0.76〜2.60)	1.71 (0.90〜3.24)
脳血管疾患							
<6.0	2	84	973	2.06	2.40 (0.54〜10.74)	2.64 (0.59〜11.89)	1.84 (0.23〜14.90)
6.0〜6.9	5	559	6954	0.72	0.88 (0.31〜2.49)	0.92 (0.33〜2.62)	0.96 (0.30〜3.10)
7.0〜7.9	12	1131	14163	0.85	1.00	1.00	1.00
>8.0	11	508	6280	1.75	1.95 (0.86〜4.43)	1.78 (0.77〜4.12)	2.25 (0.91〜5.57)
冠動脈疾患							
<6.0	3	84	973	3.08	4.10 (1.14〜14.69)	5.13 (1.39〜18.86)	4.95 (1.31〜18.73)
6.0〜6.9	6	559	6954	0.86	1.15 (0.42〜3.10)	1.28 (0.47〜3.53)	1.12 (0.40〜3.13)
7.0〜7.9	11	1131	14163	0.78	1.00	1.00	1.00
>8.0	7	508	6280	1.11	1.35 (0.52〜3.49)	1.53 (0.58〜4.04)	1.78 (0.67〜4.76)

モデル1の調整変数：年齢
モデル2の調整変数：年齢、職種、労働時間、心理的な業務負荷
モデル3の調整変数：モデル2に加えて、BMI,平均血圧、HbA1c、総コレステロール、喫煙習慣、飲酒習慣、休憩中の身体活動量、高血圧・糖尿病・高脂血症の服薬治療

【引用文献】

1) 上畑鉄之丞.過労死に関する研究－第1報 職種の異なる17ケースでの検討. 第51回日本産業衛生学会抄録集.1978; 250-251.

2) Uehata T. Long working hours and occupational stress-related cardiovascular attacks among middle-aged workers in Japan. J Hum Ergol. 1991; 20:147-153.

3) Hayashi T, Kobayashi Y, Yamaoka K, Yano E. Effect of overtime work on 24-hour ambulatory blood pressure. J Occup Environ Med. 1996; 38(10):1007-1011.

4) Sokejima S, Kagamimori S. Working hours as a risk factor for acute myocardial infarction in Japan: case-control study. BMJ. 1998; 317:775-780.

5) Liu Y, Tanaka H. Fukuoka Heart Study Group. Overtime work, insufficient sleep, and risk of non-fatal acute myocardial infarction in Japanese men. Occup Environ Med. 2002; 59(7):447-451.

6) Tarumi K, Hagihara A, Morimoto K. A prospective Observation of Onsets of Health Defects Associated with Working Hours. Ind Health. 2003; 41(2):101-108.

7) Uchiyama S, Kurasawa T, Sekizawa T, Nakatsuka H. Job strain and risk of cardiovascular events in treated hypertensive Japanese workers: Hypertension Follow-Up Group Study. J Occup Health. 2005; 47(2):102-111.

8) Fukuoka Y, Dracup K, Froelicher ES, Ohno M, Hirayama H, Shiina H, Kobayashi F. Do Japanese workers who experience an acute myocardial infarction believe their prolonged working hours are a cause? Int J Cardiol. 2005; 100(1):29-35.

9) Nishikitani M, Nakao M, Karita K, Nomura K, Yano E. Influence of overtime work, sleep duration, and perceived job characteristics on the physical and mental status of software engineers. Ind Health. 2005; 43(4):623-629.

10) Ikehara S, Iso H, Date C, et al. Association of sleep duration with mortality from cardiovascular disease and other causes for Japanese men and women: the JACC study. Sleep. 2009; 32(3):295-301.

11) Amagai Y, Ishikawa S, Gotoh T, Kayaba K, Nakamura Y, Kajii E. Sleep duration and incidence of cardiovascular events in a Japanese population: the Jichi Medical School cohort study. J Epidemiol. 2010; 20(2):106-110.

12) Nakashima M, Morikawa Y, Sakurai M, et al. Association between long working hours and sleep problems in white-collar workers. J Sleep Res. 2011; 20:110-116.

13) Hamazaki Y, Morikawa Y, Nakamura K, Sakurai M, Miura K, Ishizaki M, Kido T, Naruse Y, Suwazono Y, Nakagawa H. The effects of sleep duration on the incidence of cardiovascular events among middle-aged male workers in Japan. Scand J Work Environ Health. 2011; 37(5):411-417.

14) Nakamura K, Sakurai M, Morikawa Y, Miura K, Ishizaki M, Kido T, Naruse Y, Suwazono Y, Nakagawa H. Overtime work and blood pressure in normotensive Japanese male workers. Am J Hypertens. 2012; 25(9):979-985.

15) Kobayashi T, Suzuki E, Takao S, Doi H. Long working hours and metabolic syndrome among Japanese men: a cross-sectional study. BMC Public Health. 2012; 12:395.

16) Bannai A, Tamakoshi A. The association between long working hours and health: A systematic review of epidemiological evidence. Scand J Work Environ Health. 2014; 40(1):5-18.

17) Hayashi R, Iso H, Yamagishi K, Yatsuya H, Saito I, Kokubo Y, Eshak ES, Sawada N, Tsugane S, Japan Public Health Center-Based Prospective Study G. Working hours and risk of acute myocardial infarction and stroke among middle-aged Japanese men-The Japan Public Health Center-Based Prospective Study Cohort II. Circ. J. 2019; 83(5): 1072-1079.

国際的に長時間労働が循環器疾患を増加させる、という科学的根拠は
あるのですか？

Ａｎｓｗｅｒ

▶▶▶ Point

　欧米で実施された疫学研究の結果からも、長時間労働が循環器疾患（脳血管障害及
び冠血管疾患）の発症リスクを増加させることが示唆されています。

・・

　1958年に、アメリカ合衆国において冠血管疾患で入院した患者100人と健常者100
人との症例対照研究が行われて、労働時間が60時間以上／週の場合や主な仕事以外に夕
方以降に仕事をしている場合に、有意に冠血管疾患の発症率が高くなることが報告される
など長時間労働と冠血管疾患の発症や死亡との関係が報告されるようになりました[1),2)]。

　1972年には、スウェーデンにおいて急性心筋梗塞で病院に入院した男性62人と年齢
及び職業をマッチさせた109人とを比較した症例対照研究が行われて、発症前4か月間
の時間外労働が平均2時間／日の場合はそうでない場合と比べて有意に急性心筋梗塞の発
症率が高くなることが報告されました[3)]。

　1973年には、アメリカ合衆国において急性心筋梗塞で入院した男性50人と年齢をマッ
チさせた50人とを比較した症例対照研究が行われて、労働時間が51時間以上／週の群で
は有意に急性心筋梗塞の発症率が高くなることが報告されました[4)]。

　1992年には、オランダにおいて急性心筋梗塞を発症した男性133人と年齢などをマッ
チさせた近隣住民133人及び入院患者192人との症例対照研究が行われて、喫煙を調整
後も発症前の仕事のストレス要因と疲弊が有意に関連していたことが報告されました[5)]。

　1990年代から2000年代にかけてはQ9に解説しましたように、日本における症例対
照研究や前向きコホート研究が行われて、短時間睡眠と長時間労働が循環器疾患の発症に
有意に関連していることが報告されました。

　そして、2000年代には、英国公務員を対象にデータが収集された前向きコホート
（Whitehall II研究）のデータを分析した結果から、冠血管疾患の発症率が高くなるとい
う複数の研究が報告されました。

　2005年には、Whitehall II研究コホートのデータから、自覚症状がある又は精神健
康調査票（GHQ）が5点以上の男性労働者1,775人を対象として9.1年間に発症した冠
血管疾患62事例を分析すると、3年間の取得休日数が0日／年の者（＝プレゼンティー
イズムの状態である者）は＞0-14日／年の者と比べて年齢・地位・血圧や生活習慣等の
リスクを調整後で2.01（95％信頼区間1.04〜3.89）倍、さらにタイプA行動・心理的
ストレス等を加えて調整後で1.97（同1.02〜3.83）倍と報告されました[6)]。このことは、

自覚症状がある場合には仕事を休める状態にあることが循環器疾患を予防できる可能性を示唆しています。

　2010年には、Whitehall Ⅱ研究コホートのデータから6,014人を対象に、平均の時間外労働によって冠動脈疾患の発症率を比較した結果が公表されています[7]（表1）。その結果、年齢、性、婚姻状態、役職、糖尿病、収縮期・拡張期血圧、LDL・HDLコレステロール、中性脂肪、喫煙、飲酒量、果物・野菜の摂取量、運動量、BMI、睡眠時間、休業日数、心理的ストレス、業務負荷、業務裁量度、タイプＡ行動パターンといった冠動脈疾患の発症に関連が指摘されるあらゆるリスクを調整しても、時間外労働が０時間／日の群と比べたハザード比が、１時間／日、２時間／日、３〜４時間／日の群で、それぞれ1.04（95%信頼区間0.78〜1.38）、1.23（同0.90〜1.69）、1.56（同1.11〜2.19）となり、３時間以上／日で有意となりました。

　2012年には、職務ストレスと冠動脈疾患の発症が有意に関連するというメタ分析の結

表1　英国公務員の前向きコホート（Whitehall Ⅱ研究）における時間外労働と冠血管疾患の発症率[7]

時間外労働の時間／日	心筋梗塞及び確実な狭心症			
	発症数 （a）	対象者数	人×観察年 （b）	発症率 （1000×a/b）
総数	369	6014	67543.9	5.46
なし	189	3256	36331.7	5.20
１時間	69	1247	14185.4	4.86
２時間	60	894	10115.8	5.93
３〜４時間	51	617	6911.0	7.38

心筋梗塞及び確実な狭心症					
モデルA		モデルB		モデルC	
ハザード比（95%信頼区間）	p値	ハザード比（95%信頼区間）	p値	ハザード比（95%信頼区間）	p値
1.00	参照値	1.00	参照値	1.00	参照値
1.01（0.76〜1.34）	0.94	1.06（0.79〜1.40）	0.71	1.04（0.78〜1.39）	0.78
1.28（0.95〜1.74）	0.11	1.32（0.98〜1.79）	0.07	1.24（0.92〜1.69）	0.16
1.60（1.15〜2.23）	0.005	1.67（1.20〜2.32）	0.002	1.56（1.12〜2.17）	0.009

心筋梗塞及び確実な狭心症			
モデルD		モデルE	
ハザード比（95%信頼区間）	p値	ハザード比（95%信頼区間）	p値
1.00	参照値	1.00	参照値
1.06（0.79〜1.41）	0.71	1.04（0.78〜1.38）	0.81
1.29（0.95〜1.76）	0.11	1.23（0.90〜1.69）	0.19
1.63（1.16〜2.28）	0.009	1.56（1.11〜2.19）	0.011

モデルAの調整変数：年齢、性、婚姻状態、役職
モデルBの調整変数：モデルAに加えて、糖尿病、収縮期・拡張期血圧、LDL・HDLコレステロール、中性脂肪
モデルCの調整変数：モデルBに加えて、喫煙、飲酒量、果物・野菜の摂取量、運動量、BMI、睡眠時間
モデルDの調整変数：モデルCに加えて、休業日数、心理的ストレス、業務負荷、業務裁量度
モデルEの調整変数：モデルDに加えて、タイプＡ行動パターン

果が公表されています[8]。EU圏内の13か国で実施された調査で職務ストレスを調査していた197,473人を7.5年追跡した結果、2,358人に冠血管疾患が発症し、高ストレイン群（仕事の要求度が高く、仕事の裁量の自由度が低い群）ではハザード比が1.23（95%信頼区間1.10〜1.37）と有意に増加しており、寄与危険度は3.4%と推定されました。

2013年には、アメリカ合衆国の国勢調査を使用した縦断調査により、長時間労働と循環器疾患の発症との関係が分析されています[9]。この研究では、少なくとも35時間／週以上働いている414,949人を8.7年間追跡して観察された死亡者5,590人を4職種（管理・専門職、中間職、自営業、定型的労働者）別に分析すると、定型的労働者では労働時間が55時間以上／週の者は35〜40時間／週の者と比べたハザード比が全死亡で1.31（95%信頼区間1.11〜1.55）、冠動脈疾患による死亡で1.49（同1.10〜2.00）となったと報告されています。

2014年には、台湾で冠血管疾患で入院した60歳未満の男性322人と国民調査から年齢、学歴、居住地をマッチさせた男性644人を比較した症例対照研究が行われ、喫煙、BMI、職場のストレス要因等を調整しても、労働時間が60時間超／週は40〜48時間／週の者と比べたオッズ比が2.2（95%信頼区間1.6〜3.1）と報告されています[10]。また、睡眠時間が6時間未満／日の者は6〜9時間／日の者と比べてオッズ比が3.0（同2.3〜3.9）と報告されています。ただし、この研究では短時間睡眠と長時間労働が自記式のカテゴリ変数として収集されていることなどに注意が必要です。

このような疫学研究が蓄積されてきたことから、2012年には、フィンランド国立労働衛生研究所（FIOH）のVirtanen博士らによる長時間労働と冠血管疾患との関係を調べた12の観察研究（症例対照研究7編、前向きコホート研究4編、断面研究1編）の体系的レビューとメタ分析が公表されています[11]（**表2・表3**）。その結果、対象者22,518人に発症した冠血管疾患2,313人のデータを分析すると、長時間労働が冠血管疾患を生じるリスクは1.80（95%信頼区間1.42〜2.29）倍、で、交絡因子を調整すると1.59（同1.23〜2.07）倍となりました。前向きコホート研究4編だけに限定すると1.39（同1.12〜1.72）で、症例対照研究7編に限定すると2.43（同1.81〜3.26）倍となりました。

また、2015年には、Kivimäki博士らによる、長時間労働と冠血管疾患との関係を調べた22研究のメタ分析が公表されています[12]。労働時間が55時間以上／週の群は35〜40時間／週の群と比較して、循環器疾患の発症リスクが、冠動脈性心疾患で1.13（同1.02〜1.26）倍、脳血管疾患で1.33（同1.11〜.61）倍としています。

そして、2020年には、WHOとILOが合同で、16研究のメタ分析から長時間労働によって脳血管疾患のリスクを推計しました[13]。労働時間が55時間以上／週の場合は、35〜40時間／週の場合と比べて、発症リスクが1.13（同1.02〜1.26）倍、死亡リスクが1.08（同0.89〜1.32）倍であったとしています。さらに、2021年には、37研究のメタ分析から長時間労働によって虚血性心疾患のリスクを推計しました[14]。55時間以上／週の場合は、35〜40時間／週の場合と比べて、発症リスクが1.13（1.02〜1.26）倍、死亡リスクが1.17（95%信頼区間1.05〜1.31）倍であったとしています（**表4**）。サブ

解析によれば、性差や地域差はなく、社会経済階層が低いほうがリスクは大きいとしています。これらの結果から、長時間労働が原因となった脳血管疾患や虚血性心疾患による死亡者数は、世界中で2016年には745,000人に達し、2000年から29%増加したと推計しました。

表2　長時間労働と冠血管疾患の発症に関するメタ分析[11]

筆頭著者, 発行年	調査国	研究デザイン	対象者数	症例数	相対危険度	（95%信頼区間）
Russek, 1958	アメリカ合衆国	症例対照研究	200	100	3.55	（2.35～5.36）
Theorell, 1972	スウェーデン	症例対照研究	171	62	2.57	（1.37～4.84）
Thiel, 1973	アメリカ合衆国	症例対照研究	100	50	1.79	（0.80～4.01）
Falger, 1992	オランダ	症例対照研究	266	133	1.66	（1.01～2.72）
Sokejima, 1998	日本	症例対照研究	536	195	2.44	（1.26～4.73）
Liu, 2002	日本	症例対照研究	705	260	2.10	（1.30～3.60）
Tarumi, 2003	日本	前向きコホート研究	824	42	1.10	（0.53～2.26）
Uchiyama, 2005	日本	前向きコホート研究	1615	38	1.24	（0.60～2.55）
Fukuoka, 2005	日本	症例対照研究	94	47	14.00	（1.92～102.10）
Lallukka, 2006	フィンランド	断面研究	7060	426	1.29	（0.98～1.70）
Holtermann, 2010	デンマーク	前向きコホート研究	4943	591	1.28	（0.91～1.78）
Virtanen, 2010	英国	前向きコホート研究	6014	369	1.61	（1.16～2.23）
Virtanen, 2012	上記の総計				1.80	（1.42～2.29）

表3　長時間労働と冠血管疾患の発症に関するメタ分析のサブ解析[11]

サブグループ	論文数	相対危険度	95%信頼区間
調整因子			
社会経済的地位のみ	7	2.06	1.55～2.74
全調整	5	1.59	1.23～2.07
研究デザイン			
症例対照研究	7	2.43	1.81～3.26
前向きコホート研究	4	1.39	1.12～1.72
調査国			
英米	3	2.18	1.20～3.96
日本	5	1.85	1.08～3.15
その他	4	1.51	1.20～1.90
長時間労働			
＞50時間／週又は＞10時間／日	5	2.37	1.56～3.59
≦50時間／週又は≦10時間／日	5	1.41	1.14～1.74
性別			
男性のみ	7	2.07	1.51～2.85
男女	5	1.43	1.05～1.93

表4　長時間労働による虚血性心疾患リスクに関するコホート研究のメタ分析（WHO/ILO合同推計）[14]

週労働時間	リスク*（95%信頼区間）	論文数	対象人口
虚血性心疾患、発症			
41〜48時間／週	0.98（0.91〜1.07）	20編	312,209人
49〜54時間／週	1.05（0.94〜1.17）	18編	308,405人
55〜時間／週	1.13（1.02〜1.26）	22編	339,680人
虚血性心疾患、死亡			
41〜48時間／週	0.99（0.88〜1.12）	13編	288,278人
49〜54時間／週	1.01（0.82〜1.25）	11編	284,474人
55〜時間／週	1.17（1.05〜1.31）	16編	726,6803人

*対照群：35〜40時間／週

【引用文献】

1 ） Russek HI, Zohman BL. Relative significance of heredity, diet and occupational stress in coronary heart disease of young adults; based on an analysis of 100 patients between the ages of 25 and 40 years and a similar group of 100 normal control subjects. Am J Med Sci. 1958; 235(3): 266-277.

2 ） Buell P, Breslow L. Mortality from coronary heart disease in California men who work long hours. J Chron Dis. 1960; 11:615-626.

3 ） Theorell T, Rahe RH. Behavior and life satisfactions characteristics of Swedish subjects with myocardial infarction. J Chronic Dis. 1972; 25(3):139-147.

4 ） Thiel HG, Parker D, Bruce TA. Stress factors and the risk of myocardial infarction. J Psychosom Res. 1973; 17(1): 43-57.

5 ） Falger PR, Schouten EG. Exhaustion, psychological stressors in the work environment, and acute myocardial infarction in adult men. J Psychosom Res. 1992; 36(8):777-786.

6 ） Kivimäki M. Working while ill as a risk factor for serious coronary events: the Whitehall II study. Am J Pub lic Health. 2005; 95(1): 98-102.

7 ） Virtanen M, Ferrie JE, Singh-Manoux A, Shipley MJ, Vahtera J, Marmot MG, Kivim ki M. Overtime work and incident coronary heart disease: the Whitehall II prospective cohort study. Eur Heart J. 2010; 31(14):1737-1744.

8 ） Kivimäki M, Nyberg ST, Batty GD, Fransson EI, Heikkil K, et al. IPD-Work Consortium. Job strain as a risk factor for coronary heart disease: a collaborative meta-analysis of individual participant data. Lancet. 2012; 380（9852）:1491-1497.

9 ） O'Reilly D, Rosato M. Worked to death? A census-based longitudinal study of the relationship between the numbers of hours spent working and mortality risk. Int J Epidemiol. 2013; 42(6):1820-1830.

10 ） Cheng Y, Du CL, Hwang JJ, Chen IS, Chen MF, Su TC. Working hours, sleep duration and the risk of acute coronary heart disease: a case-control study of middle-aged men in Taiwan. Int J Cardiol. 2014;171(3):419-422.

11 ） Virtanen M, Heikkil K, Jokela M, Ferrie JE, Batty GD, Vahtera J, Kivim ki M. Long working hours and coronary heart disease: a systematic review and meta-analysis. Am J Epidemiol. 2012; 176(7):586-596.

12 ） Kivimäki M, Jokela M, Nyberg ST, et al; IPD-Work Consortium. Long working hours and risk of coronary heart disease and stroke: a systematic review and meta-analysis of published and unpublished data for 603,838 individuals. Lancet. 2015; 386(10005):1739-1746.

13 ） Descatha A, Sembajwe G, Pega F, et al. The effect of exposure to long working hours on stroke: A systematic review and meta-analysis from the WHO/ILO Joint Estimates of the Work-related Burden of

Disease and Injury. Environ Int. 2020; 142: 105746.

14）Li J, Pega F, Ujita Y, et al. The effect of exposure to long working hours on ischaemic heart disease: A systematic review and meta-analysis from the WHO/ILO Joint Estimates of the Work-related Burden of Disease and Injury. Environ Int. 2020; 142: 105739.

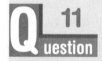

11 長時間労働による、循環器疾患以外の健康影響に関する科学的根拠はあるのですか？

Answer

▶▶▶ Point

欧米で実施された疫学研究は、長時間労働が、交通事故や医療事故による外傷、肥満や飲酒問題などの高リスクな生活習慣、2型糖尿病、抑うつのリスクを増加させることを示唆しています。

長時間労働と循環器疾患以外の健康影響について、さまざまな研究報告があります。

外傷との関連については、2005年にアメリカ合衆国で実施された臨床研修1年目医師の前向きコホート研究で、交替勤務のシフト時間を延長すると、交通事故とそのニアミスが、それぞれ2.3（95%信頼区間1.6〜3.3）倍と5.9（同5.4〜6.3）倍に増加したとしています[1]。また、2014年にEUで実施された医師の長時間労働に関するメタ分析の結果では、医師の労働時間指令（European Working Time Directive〈EWTD〉 on physicians）を超える長時間労働によって針刺し事故等の皮膚外傷と交通事故が有意に増加したとしています[2]。

肥満については、2013年には、職場の心理的ストレス要因や長時間労働が体重増加と有意に関連していることを示唆する体系的レビューが公表されています[3]。

飲酒習慣については、2015年には、14か国で実施された断面調査61研究のメタ分析によれば、1.11（同1.05〜1.18）倍であったとしています[4]。

2型糖尿病については、2011年の米国全国健康栄養調査（NHANES）報告によれば、労働時間が40時間以上／週である患者は20時間以下／週である患者よりもHbA1cが7%以上である率が5.09倍と有意に高いとしています[5]。2015年には、欧米日豪の4つの前向きコホート研究のメタ分析の結果が公表され、社会経済的地位（SES）が低い集団では長時間労働による2型糖尿病の発症が1.29（95%信頼区間1.06〜1.57）倍であったとしています[6]。

2018年には、長時間労働と抑うつの発症に関する35か国を対象とした研究のメタ分析

の結果が公表され、労働時間が55時間以上/週の群では、1.14（1.03〜1.25）倍であったとしています[7]。特に、地域別でみるとアジアでは1.50（1.13〜2.01）倍、ヨーロッパでは1.11（1.00〜1.22）倍で有意差を認めたものの北米やオーストラリアでは有意差を認めらなかったとしています。

　なお、労働時間のフレックス制については、2010年に公表されたコクラン共同計画による10研究の体系的レビューによれば、健康や福祉によい影響があったとしています[8]。

【引用文献】

1） Barger LK, Cade BE, Ayas NT, Cronin JW, Rosner B, Speizer FE, Czeisler CA. Harvard Work Hours, Health, and Safety Group. Extended work shifts and the risk of motor vehicle crashes among interns. N Engl J Med. 2005; 352(2):125-134.

2） Rodriguez-Jare o MC, Demou E, Vargas-Prada S, Sanati KA, Skerjanc A, Reis PG, Helim ki-Aro R, Macdonald EB, Serra C. European Working Time Directive and doctors' health: a systematic review of the available epidemiological evidence. BMJ Open. 2014; 4(7):e004916.

3） Solovieva S, Lallukka T, Virtanen M, Viikari-Juntura E. Psychosocial factors at work, long work hours, and obesity: a systematic review. Scand J Work Environ Health. 2013;39(3):241–258.

4） Virtanen M, Jokela M, Nyberg ST, Madsen IE, Lallukka T, et al. Long working hours and alcohol use: systematic review and meta-analysis of published studies and unpublished individual participant data. BMJ. 2015; 350:g7772.

5） Davila E, Florez H, Trepka M. Long work hours is associated with suboptimal glycemic control among US workers with diabetes. Am J Ind Med. 2011; 54(5):375-383.

6） Kivimäki M, Virtanen M, Kawachi I, Nyberg ST, Alfredsson L, et al. Long working hours, socioeconomic status, and the risk of incident type 2 diabetes: a meta-analysis of published and unpublished data from 222 120 individuals. Lancet Diabetes Endocrinol. 2015; 3(1): 27–34.

7） Virtanen M, Jokela M, Madsen IE, et al. Long working hours and depressive symptoms: systematic review and meta-analysis of published studies and unpublished individual participant data. Scand J Work Environ Health. 2018 May 1;44(3):239-250.

8） Joyce K, Pabayo R, Critchley JA, Bambra C. Flexible working conditions and their effects on employee health and wellbeing. Cochrane Database Syst Rev. 2010.

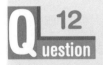

長時間労働による循環器疾患は、どのような考え方で労災認定されているのですか？

Answer

▶▶▶ Point

　脳・心臓疾患の認定基準によれば、業務上疾病には、業務上の「異常な出来事」、1週間程度の「短期間の過重業務」、1〜6か月にわたる「長期間の過重業務」とい

う3通りの経過があるとされています。このうち「長期間の過重業務」は、睡眠不足による疲労蓄積、休憩・休息や余暇活動の時間制限、心理・生理機能の鼓舞による直接的負荷、就労態様による負荷要因への長期ばく露により、自然経過を超えて動脈硬化が著しく増悪すると考えられています。

・・

　脳・心臓疾患の発生については1961年（昭和36年）に「異常な出来事」を原因とする認定基準が示され、1987年（昭和62年）におおむね1週間にわたる「短期間の過重業務」による認定基準が示されました。また、2001年（平成13年）に1〜6か月間にわたる「長期間の過重業務」に関する認定基準が示され、2021年（令和3年）に一部改正されました（図1）。

　このうち「長期間の過重業務」による脳・心臓疾患の発生については、長時間労働による過重負荷は、脳・心臓疾患の発症の基礎となる動脈硬化を形成する直接の原因とはならないものの、その自然経過を超えて著しく増悪させると考えられています（図2）。2001年（平成13年）の「脳・心臓疾患の認定基準に関する専門検討会報告書」によれば、長時間労働により、①睡眠時間が不足し疲労の蓄積が生ずること、②生活時間の中での休憩・休息や余暇活動の時間が制限されること、③長時間に及ぶ労働では、疲労し低下した心理・生理機能を鼓舞して職務上求められる一定のパフォーマンスを維持する必要が生じ、これが直接的なストレス負荷要因となること、④就労態様による負荷要因（物理・化学的有害因子を含む。）に対するばく露時間が長くなることなどが、動脈硬化を進展させることにつながると考えられました。特に、疫学研究の文献調査の結果、睡眠時間が5時間未満になると心臓疾患の発生が増加すると考えられました。これを一般的な日本人の生活時間に照らすと、平日に法定労働時間を超えて労働する時間が1日5時間を超えるような長時間労働に従事すると睡眠時間が5時間未満となると考えられました。これが1か月の就業日数が約20日とすれば、月100時間の時間外労働に相当することから、1か月に100時間が過労死ラインと呼ばれたりするようになりました。

図1　過重業務による脳・心臓疾患の労災認定基準

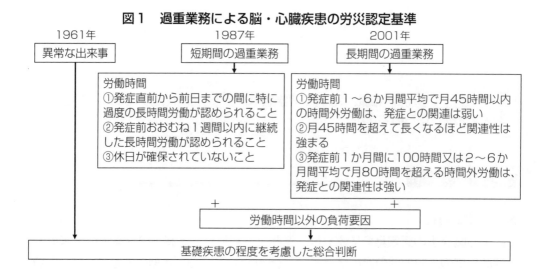

　そこで、2001年の認定基準では、「異常な出来事」、「短期間の過重業務」に加えて、時間外労働が月100時間又は2〜6か月平均で月80時間を超えるような「長時間労働」は、脳・心臓疾患の発生と相当な因果関係があると判断しました。そして、2021年の改正では、労働時間の長さに関する考え方は維持したうえで、労働時間以外の負荷要因を一部追加して労働時間と総合評価することを明確化しました（Q18参照）。労働時間以外の負荷要因としては、「拘束時間の長い勤務」、「休日のない連続勤務」、「勤務間インターバルが短い勤務」、「不規則な勤務・交替制勤務・深夜勤務」、「出張の多い業務」、「その他事業場外における移動を伴う業務」、「心理的負荷を伴う業務」、「身体的負荷を伴う業務」、「作業環境（温度環境・騒音）」がある場合は、事例ごとに総合評価して判断することになりました。

図2　過重業務により脳・心臓疾患が発生する時間的経過

イ　長期間の過重業務　業務に関連する疲労の蓄積による血管病変等の著しい増悪
ロ　短期間の過重業務　業務に関連する急性の負荷による発症の誘発
ハ　異常な出来事　　　業務に関連する急性の過重負荷による発症

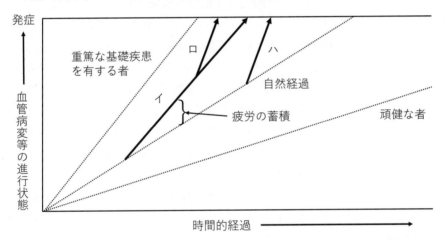

（「脳・心臓疾患の認定基準に関する専門検討会報告書」2001）

2　長時間労働によってどのような健康障害が発生するのか？

Question 13　長時間労働は、どのようなメカニズムで健康障害を生じるのですか？

Answer

▶▶▶ Point

長時間労働は、業務の過重感と関連しながら、交感神経の緊張と精神的な疲労を生じて、循環器疾患や精神疾患の発生や増悪を生じると考えられています。

・・・

　2001年（平成13年）の「脳・心臓疾患の認定基準に関する専門検討会報告書」は、慢性的な長時間労働やそれに伴う短時間睡眠が循環器疾患の新たなリスクと考えて、「長期間の過重業務」が表1のメカニズムで、循環器疾患の原因の1つになると判断しました。

　一方、実際の職場には、長時間労働に伴って業務に過重感を与える多彩な要因が存在することがあります（表2）。これらの長時間労働と業務過重感は、交感神経の緊張と精神的な疲労を生じて、循環器疾患や精神疾患の発生や増悪を生じていると考えられています（図）。たとえば、長時間労働で生活面が犠牲になると家族や友人との交流がうまくいかなくなって心理的な負担を増加させる場合があります。交感神経の緊張は動脈硬化を促進して循環器疾患の発生や増悪を招き、心理的な負担は精神的な疲労を持続させて抑うつや自殺などの発生や増悪を招くと考えられています。

　逆に、これらを防止できれば、長時間労働による健康障害の予防が可能と考えられています。たとえば、長時間労働に従事しても、業務の過重感や過度の緊張感がなく睡眠が確保され生活面も充実していれば、脳血管障害も心筋梗塞も精神障害も発生しにくいと考えられます。また、睡眠不足で家族や友人との接触機会も減って心理的な負担が生じても、イライラや抑うつ状態を解消できる楽しみがあれば、精神障害は発生しにくいと考えられます。このように、長時間労働による健康障害を予防するには、職場環境や作業内容の改善とともに生活面の改善や周囲の支援も重要となります。

表1　長時間労働が健康障害を発生させる機序

❶睡眠時間が不足し疲労の蓄積が生ずること

❷生活時間の中での休憩・休息や余暇活動の時間が制限されること

❸長時間に及ぶ労働では、疲労し低下した心理・生理機能を鼓舞して職務上求められる一定のパフォーマンスを維持する必要が生じ、直接的なストレス負荷要因となること

❹就労態様による負荷要因（暑熱、寒冷、騒音、振動、重量物、高い身体負荷、交替制勤務、深夜勤務、二硫化炭素、一酸化炭素、タバコ副流煙など）へのばく露時間が長くなること

表2　業務の過重感に影響する職場や労働者の要因

❶精神的負荷要因	海外での言葉の障害や生活習慣の違い、職場のいじめ、職場の人員削減、社内不祥事に関する内部調査、事件や事故についての警察による事情聴取、顧客や住民とのトラブル
❷気質的要因	労働者自身の仕事を抱え込む性格、他人の評価を過剰に意識して業績を自ら追い求める傾向、几帳面で仕事熱心な性格、仕事を断ることや他人の期待を裏切ることへの罪悪感、疎外されるかもしれないという恐怖心、「誰かがすべき仕事」を引き受けてしまう責任感
❸物理的要因	繰り返す出張による疲労、時差や気候差による睡眠不足、人員削減による個人負担の増加、寒冷・暑熱・騒音・振動にばく露する長時間労働、製品の不備や失敗等による仕事量の増加、長い通勤時間、業務を代替・中断できない職種における受療機会の喪失
❹経済的要因	不況、コスト削減、困難な目標、国際競争による企業競争激化、24時間サービス体制、時間外労働の予算不足
❺職業的要因	手抜きが許されない職業（医師、運転手など）、災害や事故に対応する業務、交代できる者がいない業務、業務の分担が不明確な業務
❻人的要因	不本意な人事配置、昇進による部下の指導、一方的な配慮を要する人間関係
❼制度的要因	会社への献身的な従属心の要求、過剰な品質の追求、労働組合による監視機構の不徹底、時間外労働の常態化、ホワイトカラーや管理職に対する労働時間管理の不徹底、労働時間の二分極化（長時間労働者と短時間労働者）、転職する自由度の低さ

図　長時間労働による健康障害が発生するメカニズム

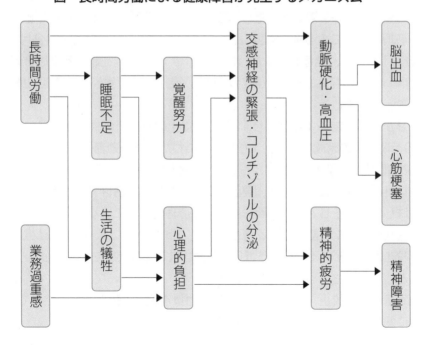

Question 14　長時間労働は、精神障害の労災認定基準にも関係するのですか？

Answer

▶▶▶ Point

認定基準では、長時間労働や連続勤務は睡眠不足から心身の極度の疲弊、消耗を来たし、うつ病等の精神障害を生じる原因の1つになると考えられています。精神障害の認定基準は、発症直前1か月におおむね160時間を超える時間外労働などは強い心理的負荷と評価しています。

精神障害の労災認定に関して初めて示された「心理的負荷による精神障害等に係る業務上外の判断指針」（平成11年9月14日付け基発第544号）は、「職場における心理的負荷評価表」の中で「仕事内容・仕事量の大きな変化があった」と「勤務・拘束時間が長時間化した」を中等度の心理的負荷と評価していましたが、長時間労働だけで強い心理的負荷となる条件を明示しておらず、具体的な数値も記載していませんでした。

その後、「精神障害の労災認定の基準に関する専門検討会報告書」は、「極度の長時間労働、例えば数週間にわたる生理的に必要な最小限度の睡眠時間を確保できないほどの長時間労働は、心身の極度の疲弊、消耗を来たし、うつ病等の原因となる」と指摘しました。これを受けて「心理的負荷による精神障害の認定基準について」（平成23年12月26日付け基発1226第1号）は、発症直前1か月におおむね160時間を超える又は3週間におおむね120時間以上の時間外労働を「極度の長時間労働」として業務上の心理的負荷を「強」と評価することにしました。

その他、2か月にわたる1月当たり120時間以上の時間外労働、3か月にわたる1月当たり100時間以上の時間外労働、1か月以上にわたる連続勤務、2週間（12日）以上にわたり深夜時間帯に及ぶ連続勤務なども「強」と評価する例として示されました（表）。「強」とは、業務以外の心理的負荷や個体側要因が認められない場合は労災認定される水準であることを意味します。そして、長時間労働に伴う心理的負荷により、気分（感情）障害などの精神障害を発病したと認められる者が自殺を図った場合には、正常な認識、行為選択能力又は自殺を思いとどまる抑制力が著しく阻害されている状態に陥ったものと推定され、業務上疾病として認定される場合もあります。

なお、認定基準は再改正（令和2年8月21日付け基発0821第4号）されていますが、時間外労働に関する事項は改正されていません。

表　心理的負荷による精神障害と認定される可能性のある長時間労働等

1　仕事内容・仕事量の大きな変化を生じた出来事
　1）　仕事量が著しく増加して時間外労働も大幅に増える（倍以上に増加し、1月当たりおおむね100時間以上となる）などの状況になり、その後の業務に多大な労力を費した（休憩・休日を確保するのが困難なほどの状態となった等を含む）。
　2）　過去に経験したことがない仕事内容に変更となり、常時緊張を強いられる状態となった。

2　長時間労働
　1）　発症直前1か月におおむね時間外労働160時間程度（例えば3週間におおむね120時間以上）の時間外労働を行った。
　2）　発病直前の連続した2か月間に、1月当たりおおむね120時間以上の時間外労働を行い、その業務内容が通常その程度の労働時間を要するものであった。
　3）　発病直前の連続した3か月間に、1月当たりおおむね100時間以上の時間外労働を行い、その業務内容が通常その程度の労働時間を要するものであった。

3　連続勤務
　1）　1か月以上にわたって連続勤務を行った。
　2）　2週間（12日）以上にわたって連続勤務を行い、その間、連日、深夜時間帯に及ぶ時間外労働を行った（いずれも、1日当たりの労働時間が特に短い場合、手待時間が多い等の労働密度が特に低い場合を除く）。

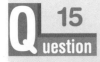
15 長時間労働が原因となった業務上疾病は、どれくらい発生しているのですか？

Answer

▶▶▶ **Point**

　2020年（令和2年）に労災認定された脳・心臓疾患は194件（請求784件）、精神障害は608件（請求2,051件）。脳・心臓疾患は脳血管障害が約6割を占めています。労働時間との関連は脳・心臓疾患のほうが明瞭です。長期間の過重業務が原因とされた脳・心臓疾患のうち時間外労働が月80時間未満の事案が約7％ありました。

・・・

　脳・心臓疾患の認定件数は、近年、200〜300件前後／年（請求700〜900件／年）で推移し、2020年（令和2年）には194件（請求784件）でした（図1）。業種別では運輸・郵便業が最多で、次いで、卸売・小売業、建設業です。職種別では輸送・機械運転従事者が最多で、専門的・技術的職業従事者、サービス職業従事者・販売従事者が続きます。年代別では40歳台と50歳台が最多です。例年、長時間労働の内容別では「異常な出来事」や「短期間の過重業務」が全体の1割未満で、「長期間の過重業務」が9割以上を占め、その中を時間外労働の時間数別にみると80時間以上が93％を占めますが、逆に、

80時間未満も7％あります（**表1**）。疾患別では、脳血管疾患が6割強、心臓疾患が3割強となっています（**図2**）。長時間労働のほかに考慮される就労態様による負荷要因別では、「拘束時間の長い勤務」が最多で、「交替制勤務・深夜勤務」、「不規則な勤務」と続いています（**図3**）。

　精神障害の認定件数は、2020年には608件（請求2,051件）でした（**図1**）。業種別では製造業が最多で、医療・福祉業、卸売・小売業が続きます。職種別では専門的・技術的職業従事者が最多で、サービス職業従事者、事務従事者が続きます。年代別では40歳台が最多で、30歳台、20歳台と続きます。心理的負荷の内容別ではPTSD等の出来事による心理的負荷が極めて重い場合が27％を占めますが、160時間以上の時間外・休日労働が8％で、100時間以上をすべて含めると31％を占めます（**表2**）。

図1　業務上疾病としての脳・心臓疾患・精神障害

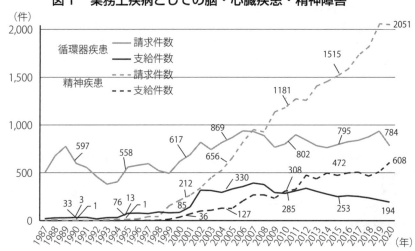

表1　脳・心臓疾患の労災認定数、時間外労働時間別

時間外労働の時間数／月	年														合計（件）	
	2007	2008	2009	2010	2011	2012	2013	2014	2015	2016	2017	2018	2019	2020		
<45	0	1	0	0	0	0	0	0	0	0	0	0	0	0	1	0%
45-59	0	1	1	1	1	0	0	0	1	0	2	2	0	0	9	0%
60-79	28	21	17	18	20	20	31	20	11	14	11	13	23	17	264	7%
80-99	135	131	119	92	105	116	106	105	105	106	101	88	76	79	1,464	37%
100-119	92	103	76	84	58	69	71	66	66	57	76	54	39	45	956	24%
120-139	39	49	30	31	46	50	21	32	16	36	23	30	41	19	463	12%
140-159	34	31	19	13	16	16	22	23	20	18	16	17	10	12	267	7%
160+	35	24	18	20	21	31	34	20	18	17	20	19	11	5	294	7%
その他*	30	16	13	26	43	36	21	11	14	12	4	15	16	16	273	7%
合計	393	377	293	285	310	338	306	277	251	260	253	238	216	194	3,991	100%

＊「異常な出来事」又は「短期間の過重業務」による認定

表2　精神障害の労災認定数、時間外労働時間別

時間外労働の 時間数／月	年														合計 （件）	
	2007	2008	2009	2010	2011	2012	2013	2014	2015	2016	2017	2018	2019	2020		
-20	72	69	16	56	63	97	89	118	86	84	75	82	68	68	1,043	18%
20-39	20	9	6	13	19	25	43	37	50	43	35	30	33	40	403	7%
40-59	11	10	5	18	15	29	31	34	46	41	35	37	31	45	388	7%
60-79	17	15	8	11	15	26	27	18	20	24	33	27	35	26	302	5%
80-99	27	22	12	27	29	32	21	27	20	23	33	30	29	28	360	6%
100-119	39	31	24	43	38	66	46	50	45	49	41	61	63	56	652	11%
120-139	17	24	20	25	28	46	22	36	40	38	35	34	45	24	434	7%
140-159	12	10	11	12	8	24	24	21	22	19	26	17	9	12	227	4%
160+	16	20	9	20	21	46	31	67	65	52	49	35	36	30	497	8%
その他*	37	59	123	83	89	84	102	89	78	125	144	112	160	279	1,564	27%
合計	268	269	234	308	325	475	436	497	472	498	506	465	509	608	5,870	100%

＊「出来事による心理的負荷の程度が極めて重い場合」による認定

図2　労災認定された脳・心臓疾患、疾患名別

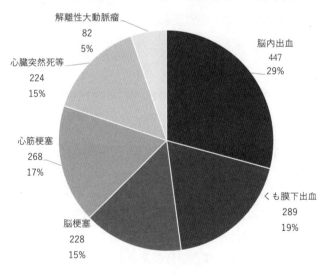

解離性大動脈瘤
82
5%

心臓突然死等
224
15%

心筋梗塞
268
17%

脳梗塞
228
15%

脳内出血
447
29%

くも膜下出血
289
19%

2010年1月から2015年3月までに労災認定された脳・心臓疾患1,564件

（「過労死等防止対策白書」2017）

図3　労災認定された脳・心臓疾患、就労態様による負荷要因別

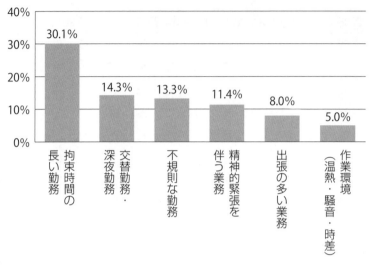

（「過労死等防止対策白書」2020）

16

　長時間労働は、脳・心臓疾患以外にどのような疾患の原因になりますか？

Answer

▶▶▶ Point

　長時間労働は、脳・心臓疾患以外に、一部の精神障害の原因になることがあると考えられています。

・・

　精神障害に関する業務上外の認定基準である「心理的負荷による精神障害の認定基準について」（令和2年8月21日付け基発0821第4号）は、長時間労働を含む業務による心理的負荷が精神障害の発生の原因になる場合があることを示しています。この認定基準において、業務による心理的負荷が主な原因となって発病する可能性がある精神障害は、以下に列挙した国際疾病分類第10回修正（ICD-10）のF2からF4に分類される精神障害であるとされています（表）。F0及びF1に分類される器質性の精神障害及び有害物質に起因する精神障害については、頭部外傷、脳血管障害、中枢神経変性疾患等の器質性脳疾患に付随する疾病や化学物質による疾病等として個別に判断します。また、認定基準は

心身症を対象としていません。一方、長時間労働などの業務による心理的負荷により、気分（感情）障害などの精神障害を発病したと認められる者が自殺を図った場合には、正常な認識、行為選択能力あるいは自殺を思いとどまる抑制力が著しく阻害されている状態に陥ったものと推定し、業務上災害として認定される場合があります。

表　ICD-10（国際疾病分類）による精神障害の分類

F0	症状性を含む器質性精神障害
F1	精神作用物質使用による精神及び行動の障害
F2	統合失調症、統合失調症型障害及び妄想性障害
F3	気分（感情）障害
F4	神経症性障害、ストレス関連障害及び身体表現性障害

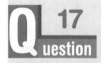

脳血管障害、心臓疾患、精神障害以外には、長期間の過重業務による業務上疾病として労災認定された疾患はないのですか？

Answer

▶▶▶ Point

　長時間労働による健康障害の発生については、脳・心臓疾患と精神障害に関しては業務上外を判断する基準が示されていますが、その他の疾患については事例ごとに判断されています。

　これまでに、裁判の判決において、気管支喘息が悪化して死亡した事例、消化性潰瘍が悪化して消化管穿孔を発症した事例について、長時間労働などの過重な業務の負荷と因果関係があると認められた事例があります。ただし、このように過重な業務などのストレスの増大が多くの疾患と関係している可能性は指摘されていますが、長時間の労働とこれらの疾患の発生率や有病率について検証された良質な研究がないのが現状です。

Question 18

脳・心臓疾患の労災認定の基準が2021年（令和3年）に改正されましたが、そのポイントを教えてください。

Answer

▶▶▶ Point

　今回（2021年〈令和3年〉）の改正により、対象疾病として「重篤な心不全」が追加されました。また、評価の基準となる労働者が「基礎疾患を有していたとしても日常業務を支障なく遂行できるもの」と明示され、業務の過重性を評価する「異常な出来事」と「短期間の過重業務」が例示されました。「短期間の過重業務」と「長期間の過重業務」のうち業務の過重性を評価する「労働時間」については現行の基準を維持しました。一方、「労働時間以外の負荷要因」については、勤務時間の不規則性、事業場外における移動を伴う業務、心理的負荷を伴う業務、身体的負荷を伴う業務及び作業環境に再編し、「休日のない連続勤務」、「勤務間インターバルが短い勤務」、「身体的負荷を伴う業務」の3つの要因が新たな概念として追加されました。そして、労働時間と労働時間以外の負荷要因を総合評価することが明確化されました。

・・

　2021年（令和3年）7月16日に「脳・心臓疾患の労災認定の基準に関する専門検討会」の報告書が公表され、その内容に基づいて、同年9月14日に脳血管疾患及び虚血性心疾患等の認定基準（以下、「脳・心臓疾患の認定基準」）が改正されました。

　これまで、「脳・心臓疾患の認定基準」は何度も改正されてきました（表1）。

　今回の報告書は、2001年（平成13年）以降に集積された医学的知見や裁判例などを検討しました。その結果から、現行基準は次のように改正されました。

　対象疾病については、心筋症や弁膜症等の基礎疾患がある場合に業務による過重負荷によって自然経過を超えて発症するような「重篤な心不全」が追加されました。

　一方、2001年以降に労災認定された事案に現行基準の対象疾病以外に、「下肢動脈急性閉塞」、「S状結腸壊死」、「上腸間膜動脈塞栓症」、「網膜中心動脈閉塞症」、「椎骨動脈解離」がありましたが、個別性が強いと考えられて対象疾病への追加が見送られました。また、「たこつぼ心筋症」は労災請求事案がないことから追加が見送られました。「肺塞栓症」や「深部静脈血栓症」は動脈硬化を基盤とするものではないことから追加が見送られました。

　なお、「解離性大動脈瘤」の表記はICD-10（国際疾病分類第10回改訂）日本語版に準拠して「大動脈解離」に変更されました。

　想定される労働者については、基礎疾患のある者を含むものの「その病態が安定しており、直ちに重篤な状態に至るとは考えられない場合」に限ることが明示されました。一方で、「日常生活を営む上で受けるわずかな負荷（例えば、入浴や排便等）によっても発症

し得る労働者」が発症した場合は業務起因性を認めることはできないとしました。すなわち、基礎疾患を有していたとしても日常生活を支障なく遂行できる同年代の同僚にとっても身体的・精神的に過重であったかどうかを基準に判断されることになりました。

業務の過重性を評価する基準については、次のように改正されました。

表1 「脳・心臓疾患の認定基準」の改正経緯

1961年（昭和36年）2月	●「中枢神経系及び循環器疾患（脳卒中、急性心臓死等）の業務上外認定基準」を策定 ●業務における「異常な出来事」を評価
1987年（昭和62年）10月	●「短期間（発症前1週間）の過重業務」の評価を追加 ●「対象疾病」を特定（脳出血、くも膜下出血、脳梗塞、高血圧性脳症、一次性心停止、狭心症、心筋梗塞症、解離性大動脈瘤）
1995年（平成7年）2月	●発症前1週間より前の業務も含めて総合的に判断 ●基礎疾患を有する者に対する考え方を追加
1996年（平成8年）1月	●「対象疾病」を追加（不整脈による突然死等）
2001年（平成13年）12月	●「長期間（発症前おおむね6か月）の過重業務」の評価を追加 ●「対象疾病」をICD-10に準拠した疾患名（脳内出血〈脳出血〉、くも膜下出血、脳梗塞、高血圧性脳症、心筋梗塞、狭心症、心停止〈心臓性突然死を含む〉、解離性大動脈瘤）を採用 ●「労働時間以外の業務における負荷要因」を明確化（不規則な勤務、拘束時間の長い勤務、出張の多い勤務、交替制勤務・深夜勤務）
2010年（平成22年）5月	●労働基準法施行規則別表第1の2の第8号に「長期間にわたる長時間の業務その他血管病変等を著しく増悪させる業務による脳出血、くも膜下出血、脳梗塞、高血圧性脳症、心筋梗塞、狭心症、心停止（心臓性突然死を含む。）若しくは解離性大動脈瘤又はこれらの疾病に付随する疾病」を規定
2020年（令和2年）9月	●事業主が同一でない2以上の事業に同時に使用されている労働者（複数事業労働者）への適用
2021年（令和3年）9月	●「対象疾病」を追加（重篤な心不全） ●「労働時間」と「労働時間以外の負荷要因」の総合評価を明確化 ●「労働時間以外の負荷要因」を追加して再編 ●「短時間の過重業務」と「異常な出来事」の例示

表2 「異常な出来事」に関する「脳・心臓疾患の認定基準」の修正内容

【旧基準】	【新基準】
① 極度の緊張、興奮、恐怖、驚がく等の強度の精神的負荷を引き起こす突発的又は予測困難な異常な事態	① 極度の緊張、興奮、恐怖、驚がく等の強度の精神的負荷を引き起こす事態
② 緊急に強度の著しい身体的負荷を強いられる突発的又は予測困難な異常な事態	② 急激で著しい身体的負荷を強いられる事態
③ 急激で著しい作業環境の変化	③ 急激で著しい作業環境の変化

（基準の下線部分が修正箇所）

　「異常な出来事」については、現行基準に掲げられている３類型を修正し、発症前24時間以内の負荷の異常性や突発性業務と発症との関連性が強いと評価できる場合を例示しました（**表２・表３**）。「短期間の過重業務」については、現行基準の考え方を妥当と判断し、発症前おおむね１週間以内の継続性と深夜帯に及ぶ時間外労働を考慮するなど業務と発症との関連性が強いと評価できる場合を例示しました（**表４**）。「短期間の過重業務」や「長期間の過重業務」のうち「労働時間」については、現行基準の考え方を妥当と判断していました。そして、発症に近接した時期の業務ほど業務と発症との関連が強いことが明示されました。一方、「労働時間以外の負荷要因」については、考え方を整理して項目を再編するとともに一部の用語を修正しました（**表５**）。これらの中で、「休日のない連続勤務」、「勤務間インターバルが短い勤務」、「身体的負荷を伴う業務」の３つの要因は新たな概念として追加されました。また、「心理的負荷を伴う業務」については、「日常的に心理的負荷を伴う業務」や「心理的負荷を伴う具体的出来事」を例示して整理した表を示しています（**表６・表７**）。そして、労働時間と労働時間以外の負荷要因を総合評価することが明確化されました。

表３　「異常な出来事」で業務と発症との関連性が強いと評価できる場合の例示

①	業務に関連した重大な人身事故や重大事故に直接関与した場合
②	事故の発生に伴って著しい身体的、精神的負荷のかかる救助活動や事故処理に携わった場合
③	生命の危険を感じさせるような事故や対人トラブルを体験した場合
④	著しい身体的負荷を伴う消火作業、人力での除雪作業、身体訓練、走行等を行った場合
⑤	著しく暑熱な作業環境下で水分補給が阻害される状態や著しく寒冷な作業環境下での作業、温度差のある場所への頻回な出入りを行った場合

（「脳・心臓疾患の労災認定の基準に関する専門家検討会報告書」2021）

表４　「短期間の異常な出来事」で業務と発症との関連性が強いと評価できる場合の例示

①	発症直前から前日までの間に特に過度の長時間労働が認められる場合
②	発症前おおむね１週間に継続して深夜時間帯に及ぶ時間外労働を行うなど過度の長時間労働が認められる場合等（手待時間が長いなど特に労働密度が低い場合を除く。）

（「脳・心臓疾患の労災認定の基準に関する専門家検討会報告書」2021）

表5 「労働時間以外の負荷要因」に関する「脳・心臓疾患の労災認定基準」の修正内容

【旧基準】	【新基準】
不規則な勤務 拘束時間の長い勤務 交替制勤務・深夜勤務	勤務時間の不規則性 　拘束時間の長い勤務、休日のない連続勤務、勤務間インターバルが短い（おおむね11時間未満）勤務、不規則な勤務・交替制勤務・深夜勤務
出張の多い業務	事業場外における移動を伴う業務 　出張の多い業務、その他事業場外における移動を伴う業務
精神的緊張を伴う業務	心理的負荷を伴う業務 　日常的に心理的負荷を伴う業務（表6）、心理的負荷を伴う具体的出来事（表7）
	身体的負荷を伴う業務
作業環境 　温度環境、騒音、時差	作業環境 　温度環境、騒音

注）旧基準の「時差（特に4時間以上）」は、新基準では「出張の多い業務」に含める。（下線部分は新たな用語）

表6 「労働時間以外の負荷要因」のうち「日常的に心理的負荷を伴う業務」

	具体的業務	負荷の程度を評価する視点	
1	常に自分あるいは他人の生命、財産が脅かされる危険性を有する業務	危険性の度合、業務量（労働時間、労働密度）、就労期間、経験、適応能力、会社の支援、予想される被害の程度等	
2	危険回避責任がある業務		
3	人命や人の一生を左右しかねない重大な判断や処置が求められる業務		
4	極めて危険な物質を取り扱う業務		
5	決められた時間（納期等）どおりに遂行しなければならないような困難な業務	阻害要因の大きさ、達成の困難性、ペナルティの有無、納期等の変更の可能性等	業務量（労働時間、労働密度）、就労期間、経験、適応能力、会社の支援等
6	周囲の理解や支援のない状況下での困難な業務	業務の困難度、社内での立場等	

表7 「労働時間以外の負荷要因」のうち「心理的負荷を伴う具体的出来事」

	出来事の類型	具体的出来事	負荷の程度を評価する視点
1	①事故や災害の体験	（重度の）病気やケガをした	●病気やケガの程度 ●後遺障害の程度、社会復帰の困難性等
2		悲惨な事故や災害の体験、目撃をした	●本人が体験した場合、予感させる被害の程度 ●他人の事故を目撃した場合、被害の程度や被害者との関係等
3	②仕事の失敗、過重な責任の発生等	業務に関連し、重大な人身事故、重大事故を起こした	●事故の大きさ、内容及び加害の程度 ●ペナルティ・責任追及の有無及び程度、事後対応の困難性等
4		会社の経営に影響するなどの重大な仕事上のミスをした	●失敗の大きさ・重大性、社会的反響の大きさ、損害等の程度 ●ペナルティ・責任追及の有無及び程度、事後対応の困難性等

5		会社で起きた事故、事件について、責任を問われた	●事故、事件の内容、関与・責任の程度、社会的反響の大きさ等 ●ペナルティの有無及び程度、責任追及の程度、事後対応の困難性等 （注）この項目は、部下が起こした事故等、本人が直接引き起こしたものではない事故、事件について、監督責任等を問われた場合の心理的負荷を評価する。本人が直接引き起こした事故等については、項目4で評価する。
6		自分の関係する仕事で多額の損失等が生じた	●損失等の程度、社会的反響の大きさ等 ●事後対応の困難性等 （注）この項目は、取引先の倒産など、多額の損失等が生じた原因に本人が関与していないものの、それに伴う対応等による心理的負荷を評価する。本人のミスによる多額の損失等については、項目4で評価する。
7	②仕事の失敗、過重な責任の発生等	業務に関連し、違法行為を強要された	●違法性の程度、強要の程度（頻度、方法）等 ●事後のペナルティの程度、事後対応の困難性等
8		達成困難なノルマが課された	●ノルマの内容、困難性、強制の程度、達成できなかった場合の影響、ペナルティの有無等 ●その後の業務内容・業務量の程度、職場の人間関係等
9		ノルマが達成できなかった	●達成できなかったことによる経営上の影響度、ペナルティの程度等 ●事後対応の困難性等 （注）期限に至っていない場合でも、達成できない状況が明らかになった場合にはこの項目で評価する。
10		新規事業の担当になった、会社の建て直しの担当になった	●新規業務の内容、本人の職責、困難性の程度、能力と業務内容のギャップの程度等 ●その後の業務内容、業務量の程度、職場の人間関係等
11		顧客や取引先から無理な注文を受けた	●顧客・取引先の重要性、要求の内容等 ●事後対応の困難性等
12		顧客や取引先からクレームを受けた	●顧客・取引先の重要性、会社に与えた損害の内容、程度等 ●事後対応の困難性等 （注）この項目は、本人に過失のないクレームについて評価する。本人のミスによるものは、項目4で評価する。
13	③仕事の質	仕事内容の（大きな）変化を生じさせる出来事があった	●業務の困難性、能力・経験と業務内容のギャップ等 ●時間外労働、休日労働、業務の密度の変化の程度、仕事内容、責任の変化の程度等
14	④役割・地位の変化等	退職を強要された	●解雇又は退職強要の経過、強要の程度、職場の人間関係等 （注）ここでいう「解雇又は退職強要」には、労働契約の形式上期間を定めて雇用されている者であっても、当該契約が期間の定めのない契約と実質的に異ならない状態となっている場合の雇止めの通知を含む。
15		配置転換があった	●職種、職務の変化の程度、配置転換の理由・経過等 ●業務の困難性、能力・経験と業務内容のギャップ等 ●その後の業務内容、業務量の程度、職場の人間関係等 （注）出向を含む。

16	④役割・地位の変化等	転勤をした	●職種、職務の変化の程度、転勤の理由・経過、単身赴任の有無、海外の治安の状況等 ●業務の困難性、能力・経験と業務内容のギャップ等 ●その後の業務内容、業務量の程度、職場の人間関係等
17		複数名で担当していた業務を1人で担当するようになった	●業務の変化の程度等 ●その後の業務内容、業務量の程度、職場の人間関係等
18	④役割・地位の変化等	非正規社員であるとの理由等により、仕事上の差別、不利益取扱いを受けた	●差別・不利益取扱いの理由・経過、内容、程度、職場の人間関係等 ●その継続する状況
19	⑤パワーハラスメント	上司等から、身体的攻撃、精神的攻撃等のパワーハラスメントを受けた	●指導・叱責等の言動に至る経緯や状況 ●身体的攻撃、精神的攻撃等の内容、程度等 ●反復・継続など執拗性の状況 ●就業環境を害する程度 ●会社の対応の有無及び内容、改善の状況 (注) 当該出来事の評価対象とならない対人関係のトラブルは、出来事の類型「対人関係」の各出来事で評価する。 (注)「上司等」には、職務上の地位が上位の者のほか、同僚又は部下であっても、業務上必要な知識や豊富な経験を有しており、その者の協力が得られなければ業務の円滑な遂行を行うことが困難な場合、同僚又は部下からの集団による行為でこれに抵抗又は拒絶することが困難である場合も含む。
20	⑥対人関係	同僚等から、暴行又は(ひどい)いじめ・嫌がらせを受けた	●暴行又はいじめ・嫌がらせの内容、程度等 ●反復・継続など執拗性の状況 ●会社の対応の有無及び内容、改善の状況
21		上司とのトラブルがあった	●トラブルの内容、程度等 ●その後の業務への支障等
22		同僚とのトラブルがあった	●トラブルの内容、程度、同僚との職務上の関係等 ●その後の業務への支障等
23		部下とのトラブルがあった	●トラブルの内容、程度等 ●その後の業務への支障等
24	⑦セクシュアルハラスメント	セクシュアルハラスメントを受けた	●セクシュアルハラスメントの内容、程度等 ●その継続する状況 ●会社の対応の有無及び内容、改善の状況、職場の人間関係等

（「脳・心臓疾患の労災認定の基準に関する専門家検討会報告書」2021）

長時間労働者に対する
医師による面接指導制度

1　面接指導制度とはどのような制度か？

（1）制度の概要と面接を行う医師

長時間労働者へ面接指導を行うことに、科学的根拠はありますか？

Answer

▶▶▶ Point

　わが国だけで実施されている長時間労働者に対する医師による面接指導が循環器疾患の発症やそのリスクを低下させたとする科学的な根拠は見当たりません。医療機関において循環器疾患のリスクが高い患者に対して徹底した食事指導、運動指導、禁煙指導を行うことには科学的な根拠があり、積極的に実施すべき保健指導として推奨されています。

・・

　医師による面接指導では、事業者に対する就業上の意見を述べるとともに本人に対する保健指導も行われます。このうち、事業者に対する就業上の意見に関しては、疫学研究を行うことが難しいこともあり、明確な科学的根拠があるとは言えません。一方、保健指導に関しては、循環器疾患の発生率が高いアメリカ合衆国において、高リスク者に対して、食事指導、運動指導、禁煙指導を行うことが推奨されています。米国予防医学専門委員会（USPSTF）は、循環器疾患のリスクを有する18歳以上の成人に対して食事指導と運動指導を実施するよう推奨しています。また、喫煙習慣を尋ねて禁煙指導を行うよう推奨しています。USPSTFは、2020年1月24日までに世界中で実施された94の介入試験をレビューして、1～2か月に1回以上実施する徹底した食事指導と運動指導によって、多くの循環器疾患リスクの改善が1～2年後まで認められ、総コレステロールは1.4～5.6mg/dL（平均、以下同じ）、LDLコレステロールは0.2～4.1mg/dL、収縮期血圧は1.1～2.5mmHg、拡張期血圧は0.8～1.6mmHg、BMIは0.3～0.7低下したと結論付けています。アメリカ心臓協会（AHA）は、短期間での達成をめざす具体的な目標を定め、途中でフィードバックを与えながら、自己測定の方法を示し、計画的に経過観察し、自己効力感を与えるような動機付け面接を行うことを推奨しています。アメリカスポーツ医学会（ACSM）は、中強度の有酸素性活動（3～6METs）を1日30分で週5回以上（週150分以上）または高強度の有酸素性活動（6METs以上）を1日20分で週3回以上（週75分以上）行うことを推奨しています。ただ、いずれのガイドラインも長時間労働や業務関連の心理的負荷を減らすような事業者への指導については言及していません。

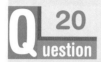

Question 20 長時間労働者に対する医師による面接指導は、小規模事業場においては実施義務はないと考えてよいのですか？

Answer

▶▶▶ Point

　長時間労働者に対する医師による面接指導は、小規模事業場においても実施しなければなりません。

・・

　労働安全衛生法は、2005年（平成17年）11月の改正で、長時間労働者に対する医師による面接指導の実施義務（同法第66条の8）を新たに規定し、2006年（平成18年）4月から施行しました。しかし、改正時に公布された附則第2条は、2008年（平成20年）3月31日まで労働者が50人未満の小規模事業場に対する同規定の適用を除外していました。しかし、同年4月1日からは、小規模事業場の事業者にも医師による面接指導の実施義務が課せられていますので、しっかりと履行しなければなりません。

Question 21 面接指導を行う医師は、産業医でなければなりませんか？

Answer

▶▶▶ Point

　法的には医師であればよいことになっていますが、職場や作業の実情を知っている医師で産業医学について履修した産業医が実施することが望ましいと考えられます。

・・

　2005年（平成17年）11月に改正された際に通知された労働安全衛生法の施行通達（平成18年2月24日付け基発第0224003号）は、面接指導を実施する医師は、「産業医、産業医の要件を備えた医師等労働者の健康管理等を行うのに必要な医学に関する知識を有する医師が望ましい」としています。その理由は、医師が、面接指導を実施した結果について、事業者から就業上必要な措置に関する意見を求められた際に、長時間労働を改善するための助言や指導を行うには、職場や作業の実情とそれらの健康影響について熟知している産業医であることが望ましいと考えられるからです。

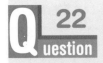 **22** 産業医の要件を備えた医師とは、どのような医師のことですか？

Answer

▶▶▶ **Point**
産業医とは、日本医師会産業医学基礎研修50単位以上を修了した医師などのことです。

　産業医とは、労働安全衛生規則第14条第2項に規定されている次の要件のいずれかを満たす医師のことです。典型的には、日本医師会産業医学基礎研修50単位以上を修了した医師などのことです。

一　労働者の健康管理等を行うのに必要な医学に関する知識についての研修であって厚生労働大臣の指定する者（法人に限る。）が行うもの（日本医師会産業医学基礎研修、産業医科大学産業医学基本講座、産業医科大学産業医学基礎研修会集中講座）を修了した者

二　産業医の養成等を行うことを目的とする医学の正規の課程を設置している産業医科大学その他の大学であって厚生労働大臣が指定するものにおいて当該課程を修めて卒業した者であって、その大学が行う実習を履修したもの

三　労働衛生コンサルタント試験に合格した者で、その試験の区分が保健衛生であるもの

四　学校教育法による大学において労働衛生に関する科目を担当する教授、准教授又は講師（常時勤務する者に限る。）の職にあり、又はあった者

五　前各号に掲げる者のほか、厚生労働大臣が定める者（平成10年9月30日までに産業医経験が3年以上の者）

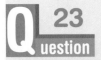 **23** 産業医を選任していない事業場では、面接指導を実施する医師を選任しなくてはならないのですか？

Answer

▶▶▶ **Point**
労働安全衛生法は、面接指導を実施する医師の選任義務は規定していません。

産業医を選任する義務のない労働者数50人未満の小規模事業場における面接指導の実

施に際しては、地域産業保健センター（産業保健総合支援センター・地域窓口）を利用することが想定されています。健康診断を実施している機関で、面接指導についても実施する体制を整備しているところもあります。

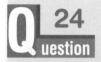 **24　面接指導は、保健師にしてもらうだけではいけませんか？**

Answer

▶▶▶ **Point**

面接指導は、医師が実施しなければなりません。ただし、面接指導に準ずる措置では、保健師による保健指導が考えられるとされています。

・・・

労働安全衛生法（同法第66条の8）は、面接指導は、医師が実施しなければならないことを規定しています。その理由は、脳・心臓疾患や精神障害のリスクを医学的に診断し、労働者や事業者に助言や指導をしなければならないからです。また、面接指導を実施する医師は、「産業医、産業医の要件を備えた医師等労働者の健康管理等を行うのに必要な医学に関する知識を有する医師が望ましい」とされています（Q21参照）。

ただし、面接指導の実施が必要な労働者以外で、時間外・休日労働が月45時間を超えるなど健康への配慮が必要なものについては、労働安全衛生法第66条の9が、面接指導または面接指導に準じた必要な措置を講ずるように努めなければならないと規定しています。改正法の施行通達（平成18年2月24日付け基発第0224003号）では、面接指導に準じる必要な措置の1つとして、保健師による保健指導が考えられるとされています。

 **25　産業医が多忙なため面接指導の時間が確保できないときは、面接指導をする医師を産業医とは別に依頼してもよいのですか？**

Answer

▶▶▶ **Point**

法令上は、産業医以外の医師が面接指導を実施しても構いません。ただし、面接指

導を実施する医師は、事業場の職場や作業の実態について熟知している産業医であることが効果的かつ効率的であると考えられます。

・・・

　長時間労働等を改善させるための助言や指導を行うためには、面接指導を実施する医師は職場や作業の実態を熟知する産業医が望ましいと考えられますが、労働安全衛生法においては、産業医以外の医師が面接指導を実施しても差し支えないことになっています（Q21参照）。ただし、この場合は、その医師に、あらかじめ事業場の作業等の実態について報告しておくことのほか、面接指導の結果を日常の産業医としての活動にも生かせるよう、その結果が産業医に報告される体制を構築しておくことが勧められます。

(2) 罰則について

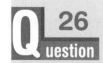 医師による面接指導を実施していない事業者は、処罰されますか？

Answer

▶▶▶ **Point**
　通常の労働者について、医師による面接指導を実施しなかったことに対する罰則はありませんが、面接指導を実施しないことは民事訴訟や社会的制裁のリスクを高めます。

・・・

　労働安全衛生法により、研究開発業務に従事する労働者や高度プロフェッショナル制度の対象となる労働者が、時間外や休日に月100時間を超えて就業していて、医師による面接指導を実施しなかった場合は、50万円以下の罰金が科されることがあります。しかし、これら以外の通常の労働者については、医師による面接指導を実施しなかった事業者に対して罰則を規定していません。ただし、労働基準監督署は、このような事業者に対して法令を遵守するように行政指導を行うことがあります。また、過労死や過労自殺など長時間労働による健康障害に対する損害賠償を求める民事訴訟においては、企業の過失が争点になります。その際、原告側は、たとえ罰則が規定されていない事項であっても、企業が法令が規定する義務を実施しなかったことを不法行為による過失として指摘することがあります。また、原告側は、法令が規定する義務の履行は労働契約に付随した使用者の債務である「安全配慮義務」の1つであるという考えから、法令が規定する義務を実施しなかったことを債務不履行による過失として指摘することもあります。安全配慮義務については、最高裁が判決の文中で、「使用者は……労働者が……使用者の指示のもとに労務を

提供する過程において、労働者の生命及び身体等を危険から保護するよう配慮すべき義務（安全配慮義務）を負っている」（川義事件・最高裁第3小法廷、昭和59年4月10日判決）と示しています。また、労働契約法第5条にも同様の規定があります。安全配慮義務を怠り訴訟になった場合、これらのことが大きく報道されたりすることなどによって、企業のイメージが悪化するなど、社会的な制裁を受けることも考えられます。このように、長時間労働者に対する医師による面接指導を実施しないことは、行政指導、民事訴訟、社会的な制裁のリスクを高めることになります。

Q 27 Question 医師による面接指導の結果に基づく事後措置を実施していない事業者は、処罰されますか？

A n s w e r

▶▶▶ **Point**

医師による面接指導の結果を受けた事後措置を実施しなかったことについては罰則はありませんが、民事訴訟などのリスクを高めます。

労働安全衛生法第66条の8第5項は、事業者が長時間労働者に対する医師による面接指導の事後措置を実施なければならない義務を規定していますが、実施しなかった事業者に対する罰則は規定されていません。ただし、労働基準監督署は、このような事業者に対して法令を遵守するように行政指導を行うことがあります。また、民事訴訟においては、企業の不法行為や安全配慮義務の不履行を過失として指摘することもあります。さらに、報道によって、企業が社会的な制裁を受けることも考えられます。

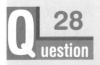

Q 28 Question 面接指導に準ずる措置を実施していない事業者は、処罰されますか？

A n s w e r

▶▶▶ **Point**

面接指導に準ずる措置を実施しなかったことについては罰則はありません。

　労働安全衛生法第66条の9は、医師による面接指導の実施が必要な労働者以外で、時間外・休日労働時間が月45時間を超えるなど健康への配慮が必要なものについては、事業者が面接指導に準ずる措置を講ずるように努めなければならないことを規定しています。この措置を実施しなかった事業者に対する罰則は規定されていません。ただし、事業者が面接指導に準ずる措置を講ずる努力を払うよう労働基準監督署が行政指導を行う可能性はあります。

　また、長時間労働者に対する面接指導に準じる必要な措置を講ずる努力を払わないことは、民事訴訟や社会的な制裁のリスクを高めるおそれがあります。

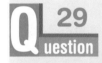

Q29 Question　健康診断を実施していない事業者は、処罰されますか？

Answer

▶▶▶ Point
　労働安全衛生法が規定する健康診断を実施しないと、50万円以下の罰金が科されることがあります。

　労働安全衛生法は、事業者が常時使用する労働者を対象に医師による健康診断を実施しなければならないことを規定しており、実施しなかった事業者に対して、50万円以下の罰金を科すことを規定しています。また、労働基準監督署は、このような事業者に対して罰則を伴う法令を厳に遵守するように是正勧告などの行政指導を行うことがあります。労働基準監督署が事業者を送検し、検察庁が起訴し、裁判所が有罪と判断すると、略式命令や判決によって事業者に罰金が科せられます。

　また、過労死や過労自殺など長時間労働による健康障害に対する損害賠償を求める民事訴訟においては、企業の過失が争点になり、罰則を伴う法令が規定する義務を実施しなかったことを不法行為による過失として指摘したり、労働契約に付随した使用者の債務である「安全配慮義務」の不履行を過失として指摘したりすることもあります。これらのことが大きく報道されたり、顧客や消費者の嫌悪感を買ったりすることなどによって、企業のイメージが悪化するなど、社会的な制裁を受けることも考えられます。このように、健康診断を実施しないことは、刑事告発、行政指導、民事訴訟、社会的な制裁のリスクを高めることになります。

30 長時間労働に従事しているにもかかわらず、面接指導の受診を申し出ない労働者は、処罰されますか？

Answer

▶▶▶ Point
面接指導の受診を申し出ない労働者に対する罰則はありません。

・・

　労働安全衛生法は、面接指導の対象者を選考する際に、労働者が申し出ることを１つの要件としています。この申し出は、労働者が自由意思に基づいて行うものであり、労働者に対する義務や罰則は規定されていません。

　労働者が一旦、受診を申し出て、面接指導の対象者となった場合には、面接指導を受ける義務が発生します。この場合も罰則は規定されていません。

　一方、労働者が申し出ないからといって、その労働者が健康障害を生じるリスクが低いとは言えません。業務上外の判断に影響を及ぼすものではありませんが、長時間労働による健康障害を防止するうえでは、ストレスや疲労が蓄積したり、抑うつ症状等を自覚したりしている労働者は、面接指導を受けることを申し出るように、産業医等が勧奨することが勧められます。

　なお、特定高度専門業務・成果型労働制（高度プロフェッショナル制度）対象労働者や研究開発業務従事者については、時間外・休日労働時間が１か月当たり100時間を超えたものに対して、申し出なしに面接指導を行わなければなりません。

2　どういう人が面接指導の対象者になるのか？

（1）面接指導の対象者

 医師による面接指導を行う法的義務のある対象者は、どのような人たちですか？

Answer

▶▶▶ **Point**

　働き方改革関連法による改正労働安全衛生法に基づく面接指導の対象者は、時間外労働と休日労働の合計時間が１か月当たり80時間を超えて疲労の蓄積が認められる労働者のうち、受診を申し出た者です。改正労働基準法は、一般労働者による１か月当たり月100時間以上の時間外・休日労働を禁止していますが、これが適用除外となる研究開発業務（労働時間で算定）や高度プロフェッショナル制度の労働者（健康管理時間で算定）については、月100時間を超えた場合は、申し出がなくても面接指導を実施することが事業者に罰則付きの義務となります。

・・

　面接指導の対象者は、労働安全衛生法第66条の8、第66条の8の2（研究開発職）、第66条の8の4（高度プロフェッショナル制度の労働者）と労働安全衛生規則第52条の2、第52条の7の2、第52条の7の4で規定されています。面接指導を実施する対象者の基準は、働き方改革関連法による改正で、2019年（令和元年）4月から時間外労働と休日労働の合計時間（休憩時間を除く1週間当たりの労働時間が40時間を超えた場合に、その時間）が月100時間超から月80時間超に引き下げられました。

　2006年（平成18年）施行の労働安全衛生法は時間外・休日労働が月100時間超の労働者を対象に医師による面接指導を実施する義務を課していましたが、2019年施行の改正労働基準法は月100時間以上又は2～6月の月平均が80時間を超える時間外・休日労働を罰則付きで禁止しました（月100時間に関する基準の表現が「超える」から「以上」に改正されました）。

　しかし、もともと労働時間規制の適用が除外されている管理監督者等、新たに36協定（サブロク協定）が部分適用除外となった研究開発業務、そして新たに労働時間を管理しない制度として導入された特定高度専門業務・成果型労働制（高度プロフェッショナル制度）の労働者は、月100時間以上にわたって時間外や休日に就業する場合があります。このうち、研究開発業務の労働者と高度プロフェッショナル制度の労働者が月100時間を超えて時間外や休日に就業した場合は、働き方改革関連の法改正によって本人の申し出がなくても医師による面接指導を実施することが事業者に罰則付きの義務となりました。併せて、従

来、月80時間超の労働者に課せられていた努力義務は、月45時間超など事業場が自主的に定めた基準に該当する労働者に広く課せられることになりました（図）。

　これを受けて、労働者ごとの労働時間を把握する義務が、改正労働安全衛生法第66条の8の3によって課されるとともに、高度プロフェッショナル制度の労働者については健康管理時間（在社時間と社外業務従事時間との合計）を把握する義務が改正労働基準法第41条の2第1項第3号で課されました。労働時間を把握する方法は、「労働時間の適正な把握のために使用者が講ずべき措置に関するガイドライン」にしたがってできるだけ使用者による現認や客観的な方法で行うことが望まれます。そして、改正労働安全衛生法第13条第4項によって、事業者は、産業医に対して労働者ごとの労働時間など健康管理に必要な情報を提供する義務も課されました。

図　医師による面接指導等の実施対象者の変更

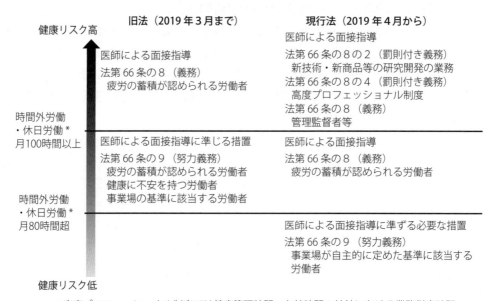

＊高度プロフェッショナル制度では健康管理時間＝在社時間＋社外における業務従事時間

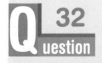

Question 32

長時間労働ではありませんが、身体的な負荷の高い業務に従事していて過重労働と自覚している労働者は、面接指導の対象者とすべきですか？

Answer

▶▶▶ Point

時間外・休日の労働時間が45時間未満の労働者は、身体的な負荷による疲労の蓄

積を自覚していても、面接指導の対象者には該当しません。

面接指導に関する法令は、業務の過重性を評価するための基本的な指標として労働時間を使用しており、法令が事業者に実施の義務を課している基準は、時間外・休日の労働時間が１か月当たり80時間を超えた者であることが必要条件であることから、この基準に達していない場合は、身体的な負荷が高く労働者が疲労の蓄積を自覚していても、それだけでは面接指導を実施しなければならない対象には該当しません。面接指導に準じた必要な措置を含めて、時間外・休日の労働時間が１か月当たり45時間以下の場合は事業場が自主的に定める基準にも該当しません。

しかし、身体的な負荷の高い業務は、血圧を上昇させるなど循環器疾患のリスクになる可能性があります。「血管病変等を著しく増悪させる業務による脳血管疾患及び虚血性心疾患等の認定基準について」（令和３年９月14日付け基発0914第１号）において、業務と発症との関連性が徐々に強まると判断している時間外労働の時間は１か月当たり45時間を超える時間と判断しています。また、労働時間以外の負荷要因として「身体的負荷を伴う業務」が挙げられています（Q18参照）。したがって、上記の時間に相当し、かつ、身体的な負荷が高く疲労の蓄積を自覚している労働者は、面接指導の対象者とすることが望ましいでしょう。

長時間労働に従事している労働者はいますが、体調の悪い者がいない場合でも、面接指導を実施しなければならないのですか？

Answer

▶▶▶ **Point**

面接指導を実施しなければならない対象者は、必ずしも体調の悪い者に限定されていません。

面接指導の法令は、事業者に対してその実施を義務づけている対象者について、本人の体調を基準とはしておらず、長時間労働に従事し、疲労の蓄積を自覚し、かつ、自ら申し出た者と規定しています。また、「血管病変等を著しく増悪させる業務による脳血管疾患及び虚血性心疾患等の認定基準について」（令和３年９月14日付け基発0914第１号）は、労働者が一定の長時間労働に従事していたことが認定要件の１つであり、疲労の蓄積を自覚していたかどうかや自ら申し出たかどうかは問われません。したがって、事業者が業務上疾病を予防し、安全配慮義務を徹底するには、労働者に自覚症状がなくても面接指導を

実施することが望ましいでしょう。

　また、面接指導の際、事業者は、労働者が申し出をしやすい環境を作り、申し出た労働者が面接指導を受けることのできる環境を整えることが望まれます。上司や同僚からは元気そうに見え、本人の訴えもないのだから疲労蓄積はなく面接指導も必要ないと判断することはできません。

34　面接指導を受けることを希望しない長時間労働者には、積極的に受けるよう勧奨すべきですか？

Answer

▶▶▶ Point

　長時間労働に従事した労働者には面接指導を受けるように勧奨すべきです。労働者が面接指導を受けたいという申し出をしやすいように、環境を整備することが重要です。

・・・

　面接指導の法令は、自ら申し出た労働者だけを面接指導の対象者とすることになっていますが、長時間労働による疲労の蓄積がある労働者に対して確実に面接指導を実施するには、申し出のない労働者も対象者とすることが望ましいと考えられます。そのためには、まず、労働者が面接指導を受けたいという申し出をしやすい仕組みを構築する必要があります。具体的には、①労働者が自らの労働時間数を確認できる体制を整備すること、②申出様式の作成、申出窓口の設定など申し出を行うための体制を整備すること、③労働者に対して申し出の方法について周知すること、④申し出を行うことによって労働者に不利益な取り扱いが行われることがないことを周知することが大切です。

　また、労働者の希望する日時や場所など面接指導を実施するに当たり配慮を求める事項等についても申し出ることができるようにすること、労働者が事業者の指定する医師以外の医師の面接指導を受けることを希望する場合についても併せて申し出ることができるようにすることも望ましいでしょう。

　そして、法令は、産業医が選任されている事業場においては、産業医が面接指導を受けることを申し出るよう労働者に勧奨できることを規定しています（労働安全衛生規則第52条の3第4項）。同時に、法令は、産業医が労働者に確実に勧奨できるように、時間外・休日の労働時間が1か月当たり80時間を超えた労働者についての情報を事業者から産業医に提供する義務を規定しています（労働安全衛生規則第14条の2第1項第2号）。産業医が選任されていない事業場においては、衛生推進者などの健康管理担当者がその役割を代行することが考えられます。

Question 35

有害業務に従事している労働者は、一般の労働者と同じ基準で面接指導の対象者になるのですか？

Answer

▶▶▶ **Point**

　有害業務に従事している労働者が面接指導の対象者になる基準は一般の労働者と同じです。

・・・

　医師による面接指導の対象者であるかどうかを判断する基準は、労働者が有害業務に従事しているのかどうかによって異なることはありません。

　「血管病変等を著しく増悪させる業務による脳血管疾患及び虚血性心疾患等の認定基準について」（令和3年9月14日付け基発0914第1号）は、労働時間以外の負荷要因として、「交替制勤務・深夜勤務」、「作業環境（温度環境・騒音）」などを挙げて総合評価することになっています。

　また、労働基準法第36条は、労働基準法施行規則第18条に定める「有害な業務」*に従事している労働者は、労働時間の延長が1日2時間を超えてはならないと規定しています。その理由は、有害因子へのばく露に関する濃度基準等が1日8時間労働を前提に設定されており、有害業務に従事する労働者に有害因子による健康障害の発生を予防するためにはばく露を過剰にしてしまうような労働時間の延長をすべきではないと考えられるからです。

　したがって、医師による面接指導における長時間労働の定義は同じであっても、有害業務に従事している労働者については、法定労働時間を超えて労働させることは望ましくないといえます。

<＊法令に基づき時間外労働の上限が1日2時間とされている有害業務>

- 坑内での労働
- 多量の高熱物体を取扱う業務・著しく暑熱な場所の業務
- 多量の低温物体を取扱う業務・著しく寒冷な場所の業務
- エックス線などの有害放射線にさらされる業務
- 土石などのじんあい・粉末を著しく飛散する場所での業務
- 異常気圧下業務
- さく岩機などの使用によって身体に著しい振動を与える業務
- 重量物取扱いなどの重激業務
- ボイラー製造などの強烈な騒音発生場所での業務
- 鉛・水銀などの有害物発散場所での業務

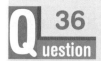

36 労災保険に任意で特別加入している事業主ですが、医師による面接指導を受けないと労災認定を受けられなくなりますか？

Answer

▶▶▶ Point

労災保険の被保険者は、医師による面接指導を受けていないからといって、長時間労働による脳・心臓疾患や精神障害が発生した場合に、業務上疾病としての認定（労災認定）を受けられなくなるということはありません。

中小事業場の事業主、一人親方、自営業者などは、労災保険に特別加入することによって、労災保険の適用を受けることができます。長時間労働による脳・心臓疾患や心理的負荷による精神障害等の業務上外の認定は、保険加入の様式に関係なく、また、事業場における医師による面接指導の実施状況に関係なく、「血管病変等を著しく憎悪させる業務による脳血管疾患及び虚血性心疾患等の認定基準について」（令和3年9月14日付け基発0914第1号）と「心理的負荷による精神障害の認定基準について」（平成23年12月26日付け基発1226第1号）にしたがって行われます。なお、事業主は、法律上、労働者ではないため面接指導の対象ではありません。

37 主治医に長時間労働をしても大丈夫と言われたとのことで面接指導を受けない労働者がいます。この場合、受けさせなくてもよいのですか？

Answer

▶▶▶ Point

自ら申し出をしない労働者に対して、事業者に面接指導を実施する法的な義務はありません。

労働安全衛生法は、一般の労働者については、自ら申し出た労働者だけに対して事業者に面接指導を実施する義務を課しています。この申し出は、労働者が自由意思に基づいて行うものです。研究開発業務に従事する労働者や高度プロフェッショナル制度の対象となる労働者で時間外・休日の労働が月100時間超の場合は労働者に受ける義務があります。

　しかし、労働者が面接指導を受けることを申し出ないからといって、その労働者が健康障害を生じるリスクが低いとは言えません。業務上外の判断に影響を及ぼすものではありませんが、産業医が長時間労働による健康障害を防止するうえで必要な就業上の措置を検討し、また、主治医の意見や考え方についても聴取することが望ましいと考えられます。

　そこで、事業場の規程において、一定の要件に達した労働者は面接指導を受けなければならない基準を定めることが勧奨されます。または、主治医に面接指導に相当する面接を依頼して、その結果を本人から提出してもらう方法を取ることが勧められます。

Q38 Question　仕事の効率が悪く、他の労働者であれば時間を要さない作業で長時間労働になっている労働者でも、面接指導の対象者としなければならないのですか？

Answer

▶▶▶ Point

　面接指導の対象者を選定する際に、本人の効率が悪いかどうかや、他の労働者であれば長時間を要しないかどうかは考慮されません。

・・

　労働安全衛生法が規定する面接指導の対象者の選定においては、労働時間の長さを主な指標としていて、その間の生産効率や業務質を直接の指標とはしていません。したがって、面接指導を実施する対象者の選定基準として法律に基づいて事業場で定めた労働時間を超えている場合は、面接指導を実施する必要があります。たとえ、仕事の成果としては8時間に相当する量と評価されたとしても、実際には10時間を要したのであれば、10時間として算定する必要があります。逆に、面接指導において、業務の効率を改善して、短い労働時間でも十分な成果が得られるように、事業者と労働者に指導をすることもできます。

Question 39 複数の会社で労働し、すべての労働時間をあわせると長時間労働になる労働者に、いずれかの事業者が面接指導を実施する必要がありますか？

Answer

▶▶▶ Point

複数社で労働する場合は、各社での時間・休日外労働の合計で判断する必要がありますので、各事業場で、長時間労働者への対応等について、あらかじめ協議しておくことが望ましいでしょう。

複数の会社で労働する場合は、労働基準法第38条の規定に基づき「事業場を異にする場合においても、労働時間に関する規定の適用については通算する」ことになります。この規定で「事業場を異にする」とは、同一事業主の異なる事業場で労働する場合だけでなく、事業主を異にする事業場において労働する場合も含まれます（昭和23年5月14日付け基発第769号）。したがって、自らが経営者であったり、労働時間法制で適用除外されている管理監督者であったりする場合を除き、時間外労働に関する規定についても労働時間を通算して検討する必要が生じます（昭和23年10月14日付け基収第2117号）。

そして、『改訂新版労働基準法』（厚生労働省労働基準局編）は、「時間外労働についての法所定の手続をとり、また割増賃金を負担しなければならないのは、右の甲乙いずれの事業主であるかが問題となるが、通常は、当該労働者と時間的に後で労働契約を締結した事業主と解すべきであろう」と記しています。その際に、労働者が、後から別の事業場で働くことを知りながら、労働時間を延長するときは、延長した事業場のほうにこれらの義務があるとされています。すなわち、その労働者を使用することによって時間外労働をさせることとなった事業場に義務があります。必ずしも1日のうち後の時刻に就業させた事業場というわけではなく、後から雇入れた事業場でもないのです。ただ、現実には、労働者が別の事業場で働いたかどうかを確認しながら働かせている事業主は少なく、兼業を禁止する就業規則があれば、このようなことはないという前提で働かせていると考えられます。

ところで、面接指導の対象となるかどうかの判断は、複数の事業場で発生した月間の時間外労働の合計で判断する必要があります。その場合、複数の事業場が連携して時間外労働を含めた労働時間を把握して、法規や事業場の規程に基づいて面接指導等の必要性が生じた場合には、面接指導等を実施する義務が生じます。これらの手続きについて、「副業・兼業の促進に関するガイドライン」（令和2年9月改定、厚生労働省）は、「使用者は、労働者からの申告等により、副業・兼業の有無・内容を確認する」としています。面接指導は、必ずしも重複して実施する必要はないと考えられますが、前述の考え方にしたがって、時間外労働をさせることとなった事業場が実施すること、月間に80時間を超えるなどの

基準に達する時間外・休日労働をさせることとなった事業場が実施することなどの考え方がありますが、複数の事業場のどこが面接指導を実施するのかについてあらかじめ取り決めておくことが望ましいと考えられます。その際、面接指導を実施した後の医師の意見を踏まえた適切な措置は、いずれの事業場においても必要であることから、その共有のあり方についても同様に取り決めておくことが必要です。

（2）みなし労働時間制適用労働者、管理監督者の労働時間管理と面接指導

社外勤務者や裁量労働制で働く労働者のように実際の労働時間の把握が困難な労働者は、面接指導の対象者としなくてもよいのですか？

Answer

▶▶▶ Point

　裁量労働等のみなし労働時間制の適用労働者、管理監督者、出張や外勤が多い労働者などであっても、実際の労働時間を把握して、面接指導の対象者を選定する必要があります。

. . . .

　みなし労働時間制（事業場外労働のみなし労働時間制）とは、出張や外勤が多い労働者で、使用者の指揮監督が及びにくく、かつ労働時間の算定が困難な場合に、みなし時間により労働時間を算定することができるとする制度です。労使があらかじめ決めた時間を働いたとみなし、給与を支払うという仕組みですから、賃金の算定を行う目的においては、実労働時間を把握する必要がありません。しかし、長時間労働による健康障害を予防する目的においては、労働安全衛生法第66条の8の3に基づいて労働時間の状況を把握する必要があります。

　また、もう1つのみなし労働時間制として、裁量労働制があります。これは、業務の遂行方法が大幅に労働者の裁量に委ねられる「一定の業務」に就く労働者について、労働時間の計算を実労働時間ではなくみなし時間によって行うことができるとする制度です。一定の業務には、「専門業務型」と「企画業務型」の2種類があり、労働基準法で細かく規定されています。裁量労働制で働く労働者についても、同様に、労働時間の状況を把握する必要があります。

　これらの労働者については、使用者が具体的に指揮・命令するのが困難で、業務の遂行方法や時間配分を労働者の裁量に任せていますが、労働者の健康管理まで任せることはできません。医師による面接指導は、長時間労働などの過重な業務の負荷によって脳血管疾

患及び虚血性心疾患等が発生するのを予防することを目的としていることから、これらの労働者などについても、実際に労働した時間を把握して、労働者にそれを通知し、申し出を受け付けるとともに、面接指導を受けるべき労働者には勧奨を行うことが必要です。働き方改革関連法として改正された労働安全衛生法は第66条の8の3を追加して、管理職やみなし労働時間制適用労働者を含めて「労働時間の状況を把握しなければならない」と規定しました。ただし、特定高度専門業務・成果型労働制（高度プロフェッショナル制度）で働く労働者は、労働時間ではなく健康管理時間（在社時間と社外勤務時間の合計）を把握して、医師による面接指導の対象者を選定することになりました。

　労働時間を把握するには、「労働時間の適正な把握のために使用者が講ずべき措置に関するガイドライン」（平成29年1月20日付け基発0120第3号）を参考に、なるべく客観的な記録を基礎とすることが望まれます。そのためには、入退場記録、パソコンの利用時刻、電子メールの応答記録などを把握します。自己申告制により行わざるを得ない場合は、実際の労働時間を本人から正直に申告させたりすることが重要です。労働者が自己申告できる時間外労働の時間数に上限を設けてはならないこととされています。なお、実際に把握した労働時間数は、みなし労働時間制において、協定を更新する際などに、業務や労働時間数の評価を労使で見直す際の資料とすることが望ましいと考えられます。

Question 41　管理職など労働時間を把握していない労働者にも面接指導を行う必要がありますか？

Answer

▶▶▶ **Point**

　管理職についても、実際の労働時間を把握して、面接指導の対象者を選定して、実施する必要があります。

. . . .

　管理職などには、労働基準法に基づく労働時間、休憩及び休日に関する規定は適用されません（労働基準法第41条第2号該当者）。ただし、事業者は、管理職についても労働者である以上は、非管理職と同じように、その健康を管理する責任があります。労働安全衛生法第66条の8の3は、管理職やみなし労働時間制適用労働者を含めて「労働時間の状況を把握しなければならない」と規定しています。面接指導は、長時間労働などの過重な業務の負荷によって脳血管疾患及び虚血性心疾患等が発生するのを予防することを目的としていることから、管理職についても、実際に労働した時間を把握して、労働者にそれを通知し、申し出を受け付けるとともに、面接指導を受けるべき労働者には勧奨を行うこと

が必要です。管理職については、自らの裁量が大きく実際の労働時間を客観的に把握する方法が限られている可能性が高いことから、面接指導を受けたいと申し出をしやすい仕組みを構築することが重要です。

(3) パート、アルバイト、派遣など非正規雇用の従業員と面接指導

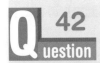
パートとアルバイトの労働者にも面接指導を実施する必要がありますか？

Answer

▶▶▶ **Point**

　面接指導に関する法令は、パートやアルバイトの労働者にも区別なく適用されますので、正規雇用の労働者と同様に面接指導を実施する必要があります。

・・

　法令が規定する面接指導を実施しなければならない対象者の要件は、休憩時間を除き1週間当たり40時間を超えて労働させた場合におけるその超えた時間が1か月当たり100時間を超え、かつ、疲労の蓄積が認められる労働者であり、面接指導を受ける旨を申し出た者です。この要件は、その労働者をどれくらいの期間にわたって使用しているか、または使用する予定であるかを問わず、雇用しているすべての労働者に適用されます。その際、健康診断を実施しなければならない対象者が常時使用する労働者に限定されていることとは異なる点に留意する必要があります。しかし、パートの労働者のように、本来、正規雇用の労働者よりも短時間の労働であるはずの労働者が、仮に、法定労働時間を大幅に超える労働に従事しているとすれば、それは極めて異常な状態です。

43 外国人の労働者にも、面接指導を実施する必要がありますか？

Answer

▶▶▶ **Point**

　日本の企業や団体で雇用している労働者であれば、外国人であっても面接指導を実施する必要があります。

・・

　労働安全衛生法の適用は、労働者の国籍を問いません。したがって、日本の企業が雇用しているのであれば、外国人の労働者であっても、日本人の労働者と同様に、面接指導を実施する必要があります。

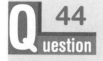

44 派遣労働者は、面接指導を実施する対象者に含める必要がありますか？

Answer

▶▶▶ **Point**

　派遣労働者の面接指導は、派遣元事業者で実施する必要があります。

・・

　面接指導に関する施行通達（平成18年2月24日付け基発第0224003号）は、派遣社員の面接指導は、派遣元事業者が実施しなければならないことを指導しています。ただし、派遣労働者の労働時間については、労働者を使用する派遣先事業者が把握していますので、派遣先事業者はこれを派遣元事業者に通知しなければなりません（労働者派遣法第42条第3項）。また、派遣労働者が面接指導を受けたいと申し出をしやすいように、派遣元と派遣先の事業者が協力して、労働者に対して、必要な情報を提供し、申し出の手続きを整備し、面接指導の体制に関する正しい知識を周知することが重要です。このように、派遣労働者に対する面接指導を適正に実施するためには、派遣元と派遣先の事業者が相互に連携をとることが不可欠です。

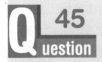

Question 45 派遣先の事業者が、派遣労働者の面接指導を実施してもよいですか？

Answer

▶▶▶ **Point**

　派遣労働者を対象とした面接指導は、派遣元の事業者に実施する義務が課せられています。ただし、業務の実情を勘案して、派遣先の事業者が面接指導を実施したほうが効果的な場合もあると考えられます。

・・・

　派遣先の事業者が派遣元の事業者から委託を受けて面接指導を実施する場合は、その結果を派遣元の事業者に報告すること、または、労働者が派遣先の事業者の実施する面接指導の機会をとらえて自ら面接指導を受けてその結果を派遣元の事業者に提出すること、のいずれかの形式を取ることが望ましいと考えられます。その際、長時間労働による疲労の蓄積またはそれによる健康障害が認められる場合には、そのことを理由に派遣労働者の契約を中止すべきではなく、派遣先の事業者は自ら業務の量や内容を調整して長時間労働を解消する必要があります。

　派遣先の事業者は、派遣労働者に関する面接指導の結果の記録を保存する義務はありませんが、保存する場合には、一般の労働者と同様に特に機微な個人情報として安全保護の措置を徹底して保存すること、及び目的外には利用してはならないことに留意にしなければなりません。これらの個人情報の取り扱い方については、派遣労働者にあらかじめ説明のうえで同意を得ておくことが勧められます。ここで、本人が同意しない場合は、派遣先の事業者が面接指導を強制したり、勝手に個人情報を取り扱ったりしてはなりません。

Question 46 親会社からの出向者は、出向先の事業場において面接指導を実施しなければならないのですか？

Answer

▶▶▶ **Point**

　親会社に在籍したまま出向している者の健康管理に関する活動の実施については、親会社と出向先の事業場の契約においてその内容が規定されるべきものです。

　出向している労働者については、一般的には、健康診断を実施している事業場において面接指導を実施すれば、本人の健康情報が一元化されることから効果的かつ効率的であると考えられます。また、主として出向先の事業場の指揮命令に基づいて業務に従事している労働者であれば、長時間労働を生じている原因やそれに対する方策については、通常、出向先の事業場でなければ具体的に検討することができないと考えられることから、出向先の事業者が面接指導を実施することが望ましいと考えられます。

（4）海外勤務者、長期出張者などの面接指導

　海外勤務者や現地の従業員にも面接指導を実施する必要がありますか？

Ａｎｓｗｅｒ

▶ ▶ ▶ Point

　日本の企業や団体が雇用する海外勤務者については、面接指導を実施する必要があります。

　日本の企業が雇用していて海外に出張しているような労働者については、労働安全衛生法に基づいて事業者が面接指導を実施する義務があります。一方、海外の現地法人に出向や転籍をしている者や現地で雇用している者には、同法は適用されませんので、現地法人や企業グループの方針によることになります。国際企業の倫理という観点からは、海外の現地法人においても日本の企業と同じ水準の健康管理を確保することが望ましいと考えられます。

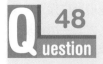 **48** 出張などで海外に派遣している労働者を対象とした面接指導は、日本で行わなくてはならないのですか？

Answer

▶▶▶ **Point**

　海外派遣労働者であっても、面接指導は、日本国内で実施することが望ましいのですが、海外で面接指導を実施できる体制がある場合は、現地で実施しても構いません。

　日本の事業場が雇用している労働者を対象とした面接指導は、海外派遣労働者の健康診断（労働安全衛生規則第45条の2）の規定と同様に、原則として、日本国内で実施すべきです。面接指導を実施するには、産業医に関する研修を受けた医師が、事業場の実情を理解して実施することが望ましいことから、海外の現地で、その質を確保して実施することは難しいと考えられます。ただし、出張先など海外の現地に、一定の研修を受けた医師が面接指導を実施できる体制がある場合は、現地で実施し、その結果を日本の事業場に報告して記録することでも構いません。また、情報通信機器を用いて実施する場合は、1年以上にわたり健康管理に関与した医師が映像を常時オンにして、労働者の様子を把握しながら実施するようにします（令和2年11月19日付け基発1119第2号）。なお、海外の現地法人に出向や転籍をしている労働者や現地法人が雇用している労働者については、面接指導の法令は適用されません。

 **49** 遠隔地や長期出張中の労働者は、どこで面接指導を受けさせたらよいですか？

Answer

▶▶▶ **Point**

　遠隔地や長期出張中の労働者を対象とした面接指導は、労働者を呼び戻す方法、現地に医師を派遣する方法、現地の医師に依頼する方法、通信手段を利用した方法などのうち、最も効果的な方法で実施します。

遠隔地の支店に勤務している労働者や長期出張中の労働者は、時期を逸することなく面

接指導を実施するために、次のような工夫が必要です。たとえば、労働者を、現地から面接指導を実施する場所まで呼び戻す方法、面接指導を依頼している医師を現地に派遣する方法、現地において面接指導を実施することができる医師を探して依頼して、その結果については文書等で送付させる方法、面接指導そのものを文書、電話、電子メールなどの通信手段を利用して実施する方法などの工夫をすることが考えられます。情報通信機器を用いて実施する場合は、１年以上にわたり健康管理に関与した医師が映像を常時オンにして、労働者の様子を把握しながら実施するようにします（令和２年11月19日付け基発1119第２号）。これらのうち、労働者の希望や実情を考慮したうえで、実施可能であり、かつ、最も効果的な方法によって面接指導を実施することが望ましいでしょう。

　また、将来も遠隔地の支店等で面接指導が必要となる労働者が現れることが予想される場合は、これらの労働者を対象とした面接指導をどのようにして実施するべきかについて衛生委員会や労使の懇談会等で協議したうえで、実施する体制を整備しておく必要があります。

（5）事業者等の面接指導

 事業者自身に過重な業務の負荷があり心身の症状がある場合は、面接指導を受けたほうがよいのですか？

Answer

▶▶▶ **Point**

　事業者は、法令に基づく面接指導の対象者ではありません。症状がある場合は医療機関の受診が勧められます。

・・

　事業者は、労働者ではなく、法令に基づく面接指導の対象者ではありません。しかし、会社の経営に資するのであれば、経営会議あるいは自らの判断に基づいて、面接指導の対象者になることは可能です。

　ただし、すでに心身の症状がある場合には、医学的な治療が必要な場合も考えられることから、医師を受診して、診断や治療を受けることが望ましいでしょう。また、その際には、長時間労働がその原因の１つとして考えられるかどうかについて医師が適切に判断ができるように、作業環境、作業方法、労働時間などの実態に関する情報を提供することが望ましいでしょう。

　警察庁の集計によれば、自営業者の自殺者は2020年（令和２年）に年間1,355人で、

すべての自殺者数21,081人の6.4%を占めており、自営業者が自殺した理由として、経済・生活問題が34.3%（全自殺者で15.4%）が多いことがわかっています。健康診断を受診していないことが多いことからも、自ら受診して、定期的な健康面の評価を行うことが勧められます。

 51 従業員は家族だけの会社の場合、家族である従業員は面接指導の対象になるのですか？

Answer

▶▶▶ **Point**

　同居している家族だけで経営している会社である場合は、面接指導の対象者ではありませんが、それ以外の場合は、対象者になります。

・・・

　労働安全衛生法第2条第2号では、「同居の親族のみを使用する事業又は事務所に使用される者及び家事使用人」については、労働基準法の労働者としての条項（第9条）の適用を除外しています。したがって、家族だけで経営している場合は、面接指導の対象者ではありません。

　すでに心身の症状がある場合には、医学的な治療が必要な場合も考えられることから、医師に診てもらい、診断や治療を受けることが望ましいでしょう。また、その際には、長時間労働がその原因の1つとして考えられるかどうかについて医師が適切に判断ができるように、作業環境、作業方法、労働時間などの実態に関する情報を提供するとよいでしょう。一方、同居していない親族については、通常の労働者と同様に面接指導の対象者として取り扱う必要があります。

3　面接指導はどのように行われるのか？

（1）面接指導の進め方

 面接指導の流れを、面接指導をする医師と事業者、面接対象者との関わりで説明してください。

Answer

▶▶▶ Point

　事業者は、面接指導の対象者から健康状態に関する情報を取得して、面接指導を実施する医師に提供します。医師は、長時間労働が健康状態に与えている影響を評価して対象者に保健指導し、事業者に就業上の措置に関する意見を述べます。事業者は、実施した就業上の措置を産業医に通知し、面接指導の結果を記録して保存します。

・・・・・・・・・・・・・・・・・・・・・・・・・・・・・・・・・・・・・・・

　効果的な面接指導を実施するためには、面接指導を実施する医師（以下、面接医師）が事業者と面接指導を受ける対象者（以下、面接対象者）から長時間労働や健康状態に関する情報を受け取り、連携して面接指導の準備、実施、事後措置を行う必要があります。

　長時間労働に従事した労働者の発生を最初に把握できるのは事業者です。事業者は、面接対象者を選定して本人に通知し、本人の申し出があれば、面接医師に依頼して面接指導を実施します。その際、効果的に実施するには、なるべく事前問診票（Q55参照）を配布して提出を受けておくことが望まれます。また、面接医師が産業医であれば労働時間に関する情報の提供を受けることができますが（労働安全衛生規則第14条の2第2項）、面接医師が産業医以外であれば、長時間労働に関する情報を取得しておくことが望まれます。さらに、面接医師は事前問診票と労働時間の情報に加えて、事業場に保存されている面接指導や健康診断の結果など健康状態に関する情報を取得しておくことが望まれます。

　これらの情報をそろえたうえで、面接指導を実施して、長時間労働が健康状態に与えている影響を確認して評価し、職場や作業を改善する必要性を検討します。その際、事業者の記録として残すことが望ましくない情報を取得する場合もありますので、面接医師や産業保健担当職だけで共有する記録（Q60参照）を作成することが望まれます。面接医師は、直接、面接指導対象者に保健指導をするとともに、事業者に就業上の措置に関する意見を述べる必要があります（労働安全衛生法第66条の8第4項、労働安全衛生規則第52条の7）。そして、事業者は、必要な就業上の措置を実施し、その内容を産業医に通知する必要があります（労働安全衛生規則第14条の2第1項）。また、事業者は面接指導の結果を記録（Q61参照）して保存する必要があります（労働安全衛生規則第52条の6）。これらの流れをまとめて図に示します。

　これらの流れで登場する事業者とは、通常、健康管理の窓口となっている人事担当者のことですが、就業上の措置を実施するのは、面接対象者の上司ですので、面接指導においては上司とも意見交換することが効果的です。また、面接医師が産業医以外であれば、面接指導の結果を産業医が取得できるようにしておく必要があります。産業医は、事業者が実施した措置が不十分で、労働者の健康に深刻な影響があると考えられる場合は、事業者に勧告をすることができます（労働安全衛生法第13条第5項、労働安全衛生規則第14条の3）。その際は、職位の高い管理監督者に対して文書により通知します。

図　長時間労働者の医師による面接指導の流れ

面接対象者	事業者	面接医師
	労働時間に関する情報の提供　→	労働時間に関する情報の把握（産業医である場合）
	↓	
	面接指導対象者の選定	
	↓	
面接指導の申し出　←→	面接指導対象者への通知	
	↓	
事前問診票の記入と提出　←→	事前問診票の配布（Q54、P73参照；Q55、P75参照）	
	↓	
	面接指導対象者に関する情報（健康診断結果等）の提供（Q61、P85参照）　→	面接指導対象者に関する事前の健康リスク評価
		↓
面接指導の受診　←		→ 面接指導の実施、面接指導対象者への保健指導
↓		↓
保健指導内容の実践		面接指導の記録と保存（Q61、P85参照）
		↓
	面接指導の記録と保存、就業　← 上の措置の実施とその内容に関する情報の提供（Q61、P85参照）	就業上の措置に関する意見（Q61、P85参照）
		↓
		→ 産業医による就業上の措置の内容確認

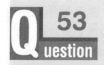

53 面接指導を担当する医師は、事業者からどのような情報を提供してもらえばよいのですか？

Answer

▶▶▶ Point

　面接指導を担当する医師は、事業者から、対象者の労働時間、長時間労働が発生した理由、上司から見た対象者の状況、業務負荷に関する今後の見通しについての情報を提供してもらうことが望まれます。

. . . .

　効果的な面接指導を実施するうえで、面接指導を担当する医師（以下、面接医師）は、事業者から、面接指導を受ける対象者（以下、面接対象者）について、労働時間、職場での面接対象者の様子、長時間労働の発生理由と見通しについての情報を提供してもらうことが望まれます（Q61参照）。

　これらのうち、労働時間は、人事担当者から、前月に面接対象者が従事した時間外労働及び休日労働の時間に関する情報を取得します。できれば過去３か月間の情報を取得して、労働時間の推移を把握します。面接指導の際に、面接対象者に確認して、労働時間や拘束時間についての実態や認識が異なっていないかについて確認し、健康状態への影響を評価するうえで参考にします。

　職場での面接対象者の様子は、上司からみて、それまでの様子と比べて変化がないか、どのように変化しているか、について記載してもらうことを求めます。面接指導の際に観察する様子を的確に評価するうえで参考になるとともに、上司との関係を推察するうえで参考にします。

　長時間労働の発生理由と見通しは、上司が対象者に与えている業務負荷の大きさとして参考にします。この際、次月以降に長時間労働を削減できるように考えた対策を上司が記載しているようであれば、その内容が面接対象者と見解が一致している場合、それを就業上の措置に関する意見として記載することで、円滑な対策の実施が可能となることが推察されます。このように、事業者から事前に提供される情報は、面接対象者の体調評価と適切な就業上の措置を実行するうえで重要な情報ですので、なるべく事前に、そして、面接医師が理解できるように詳細に記載してもらうことが期待されます。

54 面接指導を実施する前に、どのような準備が必要ですか？

Answer

▶▶▶ **Point**

　人事担当者や衛生管理者に重症度や緊急度が高い対象者から呼び出すことを依頼し、プライバシーが確保できる場所を確保し、事前に問診票を配布するなどして、労働時間、疲労の状況、仕事の負担感、健康状態を把握しておくことが望まれます。

・・

　効果的な面接指導を効率的に実施するには、誰とどのように分担し、どの部屋を使い、どのような問診票を使用して実施するのかを決めておくことが望まれます。

　まず、面接指導の予定を立てる必要があります。対象者が多いときは、健康診断の窓口になっている人事担当者や衛生管理者に依頼して、重症度や緊急度が高いと思われる対象者から順に呼び出します。一般に、1人当たり約15〜30分を割り当てて面接指導を実施する人数を決めます。通常の診療とは異なり、初めて会う人が多く、仕事の内容や負担の感じ方が多彩で、また、事業者に提出する文書も作成しなければなりませんので、時間を要します。

　産業看護職の協力を得られるのであれば、事前の情報収集を主な目的とした面談を依頼できるので格段に効率化できます。一般に、産業看護職の面談では、労働者が申し出をしやすくなり、正直な気持ちや症状を申告しやすくなります。ただし、症状の増悪や過重な負荷を認める場合には、医師による面接指導を受けさせるよう徹底しておきます。

　面接指導の実施場所は、話し声が漏れずプライバシーが確保できる場所（保健室、面談室、会議室など）で実施します。例外的に、情報通信機器を用いて実施する場合は、過去1年以上にわたって健康管理に関与してきた医師が、映像を常時オンにして、労働者の様子から疲労やストレスの状況を把握しながら行うことが条件になっています（令和2年11月19日付け基発1119第2号、Q86参照）。

　そして、事前に、人事担当者から前月までの時間外労働や休日労働の時間に関する情報を取得しておく必要があります。労働者本人が記載し提出、または持参してもらう問診票として、中央労働災害防止協会が作成した「働く人のための疲労蓄積度自己診断チェックリスト」（表）が最もよく使用されています。そのほか、労働負荷と健康状態を把握するための事前問診票（Q55参照）、産業保健職だけが閲覧できる記録様式（Q60参照）、事業者に提出する長時間労働者に対する面接指導結果票の様式（Q61参照）を準備しておくことが望まれます。

表 「働く人のための疲労蓄積度自己診断チェックリスト」

最近1か月の自覚症状について	あてはまるものに○をつけましょう。		
	0点	1点	3点
① イライラする	ほとんどない	時々ある	よくある
② 不安だ	ほとんどない	時々ある	よくある
③ 落ち着かない	ほとんどない	時々ある	よくある
④ ゆううつだ	ほとんどない	時々ある	よくある
⑤ よく眠れない	ほとんどない	時々ある	よくある
⑥ 体の調子が悪い	ほとんどない	時々ある	よくある
⑦ 物事に集中できない	ほとんどない	時々ある	よくある
⑧ することに間違いが多い	ほとんどない	時々ある	よくある
⑨ 仕事中、強い眠気におそわれる	ほとんどない	時々ある	よくある
⑩ やる気が出ない	ほとんどない	時々ある	よくある
⑪ へとへとだ（運動後を除く）	ほとんどない	時々ある	よくある
⑫ 朝、起きたとき、ぐったりとした疲れを感じる	ほとんどない	時々ある	よくある
⑬ 以前とくらべて疲れやすい	ほとんどない	時々ある	よくある
	点	点	点

<自覚症状の評価> Ⅰ：0−3点、Ⅱ：4−7点　　合計（　　　）点
　　　　　　　　　Ⅲ：8−14点、Ⅳ：15点以上　　→評価（Ⅰ・Ⅱ・Ⅲ・Ⅳ）

最近1か月の自覚症状について	0点	1点	3点
① 1か月間の時間外労働	ないまたは適当	多い	非常に多い
② 不規則な勤務（予定の変更、突然の仕事）	少ない	多い	—
③ 出張に伴う負担（頻度、拘束時間、時差など）	ないまたは小さい	大きい	—
④ 深夜勤務（午後10時−午前5時）に伴う負担	ないまたは小さい	大きい	非常に大きい
⑤ 休憩・仮眠の時間及び施設	適切である	不適切である	—
⑥ 仕事についての精神的負担	小さい	大きい	非常に大きい
⑦ 仕事についての身体的負担（肉体作業や寒冷・暑熱作業）	小さい	大きい	非常に大きい
	点	点	点

<勤務状況の評価> A：0−2点、B：3−5点　　合計（　　　）点
　　　　　　　　　C：6−8点、D：9点以上　　　　　　　→評価（A・B・C・D）

総合判定「仕事の負担度点数表」

		勤務の状況			
		A	B	C	D
自覚症状	Ⅰ	0点	0点	2点	4点
	Ⅱ	0点	1点	3点	5点
	Ⅲ	0点	2点	4点	6点
	Ⅳ	1点	3点	5点	7点

あなたの仕事による負担度は（　　　）点

<判定>
　0−1点：仕事による負担度は低いと考えられる
　2−3点：仕事による負担度がやや高いと考えられる
　4−5点：仕事による負担度が高いと考えられる
　6−7点：仕事による負担度が非常に高いと考えられる

＊　2−7点の方は疲れがたまっています！

（中央労働災害防止協会により。一部、筆者体裁改変）

Q55 Question
面接指導において労働時間以外に確認すべき事項には、どのようなものがありますか？

Answer

▶▶▶ Point
　面接指導では、労働時間以外に、対象者の「勤務の状況」、「疲労の蓄積の状況」、「その他心身の状況」について確認します。また、業務に関して、「勤務時間の不規則性」、「事業場外における移動を伴う業務」、「心理的負荷を伴う業務」、「身体的負荷を伴う業務」、「作業環境」について確認します。

· ·

　面接指導では、「勤務の状況」、「疲労の蓄積の状況」、「その他心身の状況」について確認を行うこととされています（労働安全衛生規則第52条の４）。

　個人ごとの健康状態に影響を与える要因のうち「勤務の状況」として、出勤・退勤の時刻、仕事の負担・裁量・周囲の支援、上司による長時間労働の理由と今後の見通しなどを確認します。また、「疲労の蓄積の状況」として、睡眠状況、仕事以外の生活状況、疲労感、余暇の過ごし方などを確認します。そして、「その他心身の状況」として、病歴、食欲、体調や健康診断の結果などを確認します。

　これらの事項の多くは、面接指導を受ける前に、事前問診票に記入してもらう方法で申告してもらうことができます（表）。その際、中央労働災害防止協会が作成した「働く人のための疲労蓄積度自己診断チェックリスト」（Q54表参照）もよく使用されています。

　また、脳・心臓疾患の労災認定の基準では、労働時間とそれ以外の負荷要因を評価することとされています。そこで、面接指導の際に、健康状態に影響を与える業務上の要因として、労働時間のほか、「勤務時間の不規則性（拘束時間、連続勤務、勤務間インターバル、交替制勤務、深夜勤務）」、「事業場外における移動を伴う業務」、「心理的負荷を伴う業務」、「身体的負荷を伴う業務」、「作業環境」などを確認しておくことが期待されます（Q18参照）。

表　事前問診票（本人記入）（例）

　本票は長時間労働者に対する医師の面接指導を実施するにあたり、面接する医師が勤務状況を把握し、よりよい面接指導を行うためのものです。必ず面接指導前に記入の上、（事前提出・面接指導時に持参）してください。

面談指導日（予定日）	年　　　月　　　日

氏名		職員番号	
所属部署		役職	

記入日（　　　年　　　月　　　日）

勤務状況	前月、平均して何時頃に出社していましたか？　（　　　　時　　　　分頃　　　）
	前月、平均して何時頃に退社していましたか？　（　　　　時　　　　分頃　　　）
	現在は毎日、何時に出社していますか？　（　　　　時　　　　分頃　　　）
	現在は毎日、何時に退社していますか？　（　　　　時　　　　分頃　　　）
	片道の通勤時間はおおむねどのくらいですか？　（　片道　　　時間　　　分　　　）
	通勤手段は何ですか？（徒歩・自転車・公共交通機関・自動車・他　　　）
	交替制勤務をしていますか？　（　　　　はい　　　いいえ　　　）
	仕事による負担を感じますか？　（　　　　はい　　　いいえ　　　）
	自分で仕事を調整できますか？　（　　　　はい　　　いいえ　　　）
	職場内での支援はありますか？　（　　　　はい　　　いいえ　　　）
	仕事に関して気になること・考慮してほしいことなどがあれば記載してください。 （　　　　　　　　　　　　　　　　　　　　　　　　　　　　　　）
体調	仕事による体調の変化はありますか？　（　　　　はい　　　いいえ　　　）
	前月、平均して何時頃に就寝していましたか？　（　　　　時　　　　分頃　　　）
	前月、平均して何時頃に起床していましたか？　（　　　　時　　　　分頃　　　）
	現在は毎日、何時に就寝していますか？　（　　　　時　　　　分頃　　　）
	現在は毎日、何時に起床していますか？　（　　　　時　　　　分頃　　　）
	治療中の病気はありますか？　（　　　　はい　　　いいえ　　　）
仕事以外の状況	仕事以外で時間を取られることはありますか？　（　　　　はい　　　いいえ　　　）
	仕事以外で強いストレスを感じることはありますか？（　　　　はい　　　いいえ　　　）
	この事業場の業務以外に仕事をしていますか？　（　　　　はい　　　いいえ　　　）
その他	面接指導において、相談したいことがあれば記載してください。

この回答内容は面接指導を実施する医師以外が見ることはありません。

（厚生労働省労災疾病臨床研究報告書「長時間労働者への医師による面接指導を効果的に実施するためのマニュアルの作成」2021）

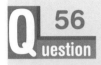

Question 56　面接指導時、対象者に最低限確認すべきことは何ですか？

Answer

▶▶▶ Point

　法令上は「勤務の状況」、「疲労の蓄積の状況」、「その他心身の状況」について確認し、労働負荷の健康状態への影響について評価する必要があります。

・・

　法令上は「勤務の状況」、「疲労の蓄積の状況」、「その他心身の状況」について確認する必要があります（労働安全衛生規則第52条の４）。

　「勤務の状況」は、労働時間の長さに関することと、労働時間以外の労働負荷に関することに分けられます（Q55参照）。前者は、時間外労働と休日労働を合計した時間数が最もよく利用されています。後者は、仕事の負担（量的負担と質的負担）、業務を遂行するうえでの本人の裁量（仕事の仕方、道具、工程、場所、分担など）、周囲の支援（上司、同僚、家族など）で表されることが多く、本人と上司で評価が異なる場合もありますので本人への確認が必要です。

　「疲労の蓄積の状況」は、多くの事業場で、対象者に中央労働災害防止協会が作成した「働く人のための疲労蓄積度自己診断チェックリスト」（Q54表参照）に回答させることで調査していますが、睡眠状況、仕事以外の生活状況、疲労感、余暇の過ごし方なども尋ねることが望まれます。

　「その他心身の状況」には定型的な質問はありませんが、循環器疾患と精神疾患のリスク、病歴、食欲、意欲、集中力、憂うつ感、やりがい、自覚症状、健康診断結果などについて尋ねることが望まれます。

　また、面接指導では、事業者に対して就業上の措置に関して意見（労働安全衛生法第66条の８第４項、労働安全衛生規則第52条の７）を述べる必要がありますが、その内容を面接指導の際、本人に確認しておくことが望まれます（Q61参照）。

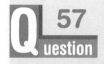

Question 57　面接指導で、対象者への接し方にコツはありますか？

Answer

> ▶▶▶ **Point**
>
> 面接指導の対象者は多忙であることが多いので、ねぎらいの言葉をかけながら、労働負荷と健康状態に関して本音を聴取し、労働負荷が健康状態に与えている影響を的確に評価して、作業改善を就業制限よりも優先する姿勢を示します。

面接指導では、対象者から労働負荷と健康状態に関して本音を聴取することが大切です。対象者は労働負荷が高く忙しい者が多いため、「ご多忙の中、ありがとうございます」などといったねぎらいの言葉で迎えて、面接指導を効率良く進めることが望まれます。

次に、長時間労働の実態を確認し、上司や人事担当者から得た情報があれば認識に相違がないかどうかを確認します。また、あらかじめ対象者が記入した事前問診票や調査票（Q54、Q55参照）があれば、その内容に目を通し、有意な所見と考えられる内容について話題にして具体的な状況を聴取します。

すでに健康診断やストレスチェックなどを受けていることから、面接指導を担当する医師もそれらの結果について把握している、と考えると推察されます。したがって、これまでの健康診断などで課題となっている事項について、あらかじめ調べておくか面接指導の際に聞き出しながら確認し、必要に応じて助言や指導を行うことが求められます。

面接指導では、労働負荷が健康状態に与える影響を確実に評価することが重要です。悪影響を与えている疑いがあれば就業上の措置を検討しますが、その際、対象者の就業を制限することよりも、職場や作業の改善を優先する姿勢を示すことが大切です（図）。そして、面接指導結果票（Q61参照）が最終的に上司や人事担当者などに提出されることを伝えて、面接指導結果票に記載する内容について面接の最後に確認を取るようにします。

図　面接指導結果に基づく就業上の措置に関する意見の優先順位

作業環境管理 施設・設備の更新	>	作業管理 作業方法の調整	>>	健康管理 保健行動・治療	>	人事管理 一部業務の制限

58 面接指導の際に、どのような聞き方をしたらよいですか？

A n s w e r

▶▶▶ **Point**

　仕事の負荷、負担感、健康状態について、対象者から教えてもらえるような姿勢で、オープンエンド型の質問で気楽に話せる雰囲気を作るようにします。事業者に報告する内容は同意を得るようにします。

・・・

　面接指導を担当する医師は、対象者の仕事について詳しく知っているわけではありませんが、最終的には仕事の負荷について評価し意見を述べることを求められています。また、負荷の大きさと負担感の大きさとの関係には大きな個人差があり、それらが健康状態に与える影響にも大きな個人差がありますので、負荷を減らすべきなのかどうかを判断するには、どうしても対象者の本音を聞き取る必要があります。

　しかし、面接指導の対象者は治療を求めて訪れる患者とは異なり、正直に本音を話してくれるとは限りません。特に、初対面の人とは円滑に会話ができるまでに時間を要します。話すことに躊躇している様子の対象者には、必要に応じて、面接指導の目的（就業と健康を守ることが目的であることなど）や担当する医師の立場（すべてを事業者に報告するわけではないことなど）を説明して、安心してもらう必要があります。

　このような中で、限られた時間内に要領よく聴取するには、仕事の負担感や健康状態について、対象者から教えてもらうといった姿勢で尋ねることが大切です。オープンエンド型の質問を多用して、気楽に話せる雰囲気を作ることも大切です。面接指導の際によく用いられる尋ね方を表にまとめました。そして、面接指導が終わると、その結果票を事業者に提出することになりますので、そこに記載する内容については、本人に確認して同意を得ておくことが求められます。

表　勤務の状況に関する質問例

労働負荷による負担感
「仕事に負担を感じるのは、どのようなところですか。」
「以前と比べて負担の程度はいかがですか。」
「仕事が忙しくなってからでも、体調は大丈夫ですか。」

長時間労働が発生した理由
「ご自身ではなぜ、長時間労働が発生したとお考えですか。」
「上司は長時間労働について、どう考えているのでしょう。」

労働負荷に関する今後の見通し
「現在の状況は、いつごろまで続きそうですか。」
「このまま多忙な状態が続くと、同僚の皆さんも大変なのではないでしょうか。」

仕事の裁量度
「仕事のペースや順番、やり方をある程度は自分で決められるのですか。」

周囲の支援度
「仕事で困ったときに、上司や同僚はどれほど頼りになりますか。」
「仕事について、家族や友達には気軽に相談できますか。」

心理的な負担感
「人間関係など、仕事上でストレスを感じる要因がありますか。」
「仕事にやりがいを感じられますか。」

疲労の蓄積
「一晩寝ると疲れが取れますか。」
「帰宅後や休日はしっかり休めていますか。」

余暇の過ごし方
「帰宅後や休日は、どのように過ごされますか。」
「自分の好きな事にあてられる時間はありますか。」
「仕事を忘れてリフレッシュできるようなことがありますか。」

仕事以外の状況
「子育てや親の介護など、仕事以外にストレスを感じることはありませんか。」

会社への報告
「今日の面接指導結果票にはこのような内容を記載しようと思いますが、よろしいですか。」
「就業上の措置について上司と相談しようと思いますが、本日お話いただいた中で伝えて
ほしくない内容はありますか。」

Q 59 面接指導の際、就業上の措置に同意しない人にはどのように対応したらよいですか？

Answer

▶▶▶ Point

　労働負荷が健康状態に与えるリスクについて対象者によく理解させるとともに、対象者が不都合や不利益と考えている内容を具体的に理解するように努め、就業上の措置に関する意見の内容について可能な調整を行ったうえで、これらの経緯を記録しておくことが勧められます。

・・

　面接指導の結果に基づいて述べる就業上の措置の意見は、労働負荷が健康状態に悪影響を与えているおそれがある時に、対象者が健康で就業を続けられることを目的として述べることになります。その際は、対象者がその内容に同意していることが望まれます。しかし、就業上の措置として、時間外労働、深夜勤務、出張、運転、外来者応対など業務の一部を制限する内容を求める場合があります。その際、健康よりも仕事を優先するような考え方の対象者が同意をしないことも考えられます。

　そのような時には、労働負荷が健康状態に与える影響について、対象者が理解できるように丁寧に説明して、健康リスクについて対象者によく理解させることが大切です。また、面接指導を担当する医師は、対象者が不都合や不利益と考えている内容を具体的に理解することも重要です。そして、就業上の措置について、対象者が我慢するような内容だけでなく、事業者が業務効率化のために努力すべき内容（施設設備の更新、作業の機械化、環境の快適化、作業方法の改良など）を追加することも検討する必要があります。このような理解や検討のうえで、就業上の措置について合意できる範囲がないか改めて調整します。

　最終的には、面接指導を担当した医師としてどうしても必要と考える内容について、対象者の同意がなくても就業上の措置として意見を述べることは可能です。その際、対象者の意思をある程度反映した内容に修正することも医師の裁量です。就業上の措置を実施するかどうかは、最終的には事業者に委ねられます。面接指導を担当した医師は、医師の立場から妥当と考えた内容について、できればその理由も含め、面接指導結果票に記載しておくことが望まれます。その際、対象者に丁寧に説明した内容や対象者の意思に基づいて修正した内容と経緯などについても記録しておけば、後日、説明を求められたときに証拠になります。

Question 60 面接指導の際に、産業保健職だけが閲覧する記録を作成すべきですか？

Answer

▶▶▶ **Point**

事業者が保存する面接指導結果票とは別に、産業保健職のみが閲覧できる面接指導記録を作成し、安全管理（セキュリティ）を徹底して保管することが望まれます。

医師による面接指導では、対象者が述べた事項の中に事業者が取得すべきではない情報が含まれている場合があります。また、健康状態に関する生データや医学的な評価は、非医療職の誤解や偏見を生じるおそれがあります。これら心身の状態に関する情報の取り扱いに関しては、医師をはじめとする医療職の守秘義務や個人情報保護の観点からも事業者が適正な取り扱いに留意すべきものです（刑法第134条、労働安全衛生法第104条）。

一方、面接指導の際に聴取した事項や医学的な評価などは、正確に記録しておくことで、後日、経過を観察したり、産業保健職の中で共有や申し送りができます。

そこで、事業者が保存する面接指導結果票とは別に、産業保健職のみが閲覧できる面接指導記録を作成しておくことが望まれます（表1）。その中では、労働時間などの勤務状況のほか、業務の過重性を評価するうえで聴取した内容（長時間労働の発生理由、今後の見通し、仕事の負担、仕事の裁量度、職場の支援度など）、心身及び生活の状況（既往歴、現病歴、理学所見、自覚症状、うつ状態の評価、食欲、睡眠、嗜好、余暇の過ごし方、同居人等、仕事以外のストレス要因など）、その他の産業保健職が共有すべき事項を記載しておくことが望まれます。

例示した表2では、うつ状態の評価をBSID（Brief Structured Interview for Depression：簡便なうつ病の構造化面接法、表3）を使用して、憂うつ感・気分の沈み、興味・喜びの消失、睡眠障害、無価値観・罪悪感、集中・決断困難の有無を評価して確認することにしています。面接指導は本来の構造化面接ではないため、うつ病を疑う場合は、勤務状況を含む紹介状を発行して専門医の受診を勧奨します。

事業者が就業上の措置を講じる必要がないものであっても、健康管理上、経過を観察したり医療が必要な場合もあります。そのような場合には、事業者の記録（面接指導結果票）ではなく産業保健職の記録（面接指導記録）に詳細を記載することが望まれます。

この産業保健職の記録は、産業保健職以外が閲覧しないように安全管理（セキュリティ）を徹底する必要がありますので、鍵のかかる戸棚や引き出しで保管したり、パスワードをかけた電子文書として保管したりする必要があります。

表1　産業保健職のみが閲覧できる面接指導記録

面談実施日：　　　　　年　　　月　　　日

氏　　　名		年齢	歳	部署	
業務内容				役職	

勤務状況	勤務形態								
	時間外・休日労働時間	月	時間	月	時間	月	時間		
	勤怠状況								

業務過重性	長時間労働の発生理由	
	今後の見通し	
	仕事の負担	質的： 量的：
	仕事の裁量度	
	職場の支援度	
	その他	

心身及び生活の状況	既往歴 現病歴	□なし	□高血圧　□脂質異常症　□糖尿病　□慢性腎臓病 □脳心血管疾患　□精神疾患　□その他（　　　　　） 治療内容（　　　　　　　　　　　　　　　　　　）
	理学所見	血　圧	／　　mmHg　　体重　　kg（変化：　　　　）
	自覚症状	□なし	頭痛・頭重感　□めまい　□しびれ　□動悸　□息切れ □胸痛　□消化器症状　□その他（　　　　　）
	BSID*評価	□該当なし	□B1：憂うつ感・気分の沈み　□B2：興味・喜びの消失 □B3：睡眠障害　□B4：無価値観・罪悪感　□B5：集中・決断困難
	食　欲	□減少	□不変　　□増加
	睡　眠	平　均	時間　分　睡眠障害　□無 □有：入眠困難・中途覚醒・早朝覚醒
	嗜　好	喫　煙	□無　　□有：　　本／日
		飲　酒	週　　日（内容・量：　　　）　寝酒（□無　□有）
	余暇の過ごし方		
	同居人等	□　無　□　有（　　　　　　　　　　　　　）	
	仕事以外のストレス要因		

＊BSID：Brief Structured Interview for Depression（簡便なうつ病の構造化面接法）

自由記載欄	

（厚生労働省労災疾病臨床研究報告書「長時間労働者への医師による面接指導を効果的に実施するためのマニュアルの作成」2021）

表2　産業保健職のみが閲覧できる面接指導記録（記載上の注意）

	項目	説明
①	部署・役職・業務内容	部署名から業務内容が想像しにくいことも多いため、具体的に問診します。
②	勤務形態	常昼勤務、交替勤務、その他から選び、その他の場合はその内容を記載します。
③	時間外・休日労働時間	過去3か月の時間外・休日労働時間を記載します。
④	勤怠状況	早退・遅刻・欠勤の有無を含め、毎日就業できているかどうかを確認します。
⑤	長時間労働発生の理由	本人の考える時間外労働の発生理由について記載します。
⑥	今後の見通し	長時間労働がどの程度続く見込みであるか記載します。
⑦	仕事の負担	例）質的…精神的緊張を伴う作業である／過大なノルマが課せられている／危険度が高い作業である／高度な知識・技術や精密さが求められる 例）量的…いつも時間内に処理しきれない／欠員があり分量が増えている
⑧	仕事の裁量度	自分のペース、順番、やり方で仕事を進めることができるかを記載します。
⑨	仕事の支援度	上司や同僚等、周囲のサポート状況を記載します。
⑩	その他	人間関係、物理的・化学的要因、副業の有無等、その他仕事のストレス要因について記載します。できれば仕事のやりがいも尋ねて記載します。
⑪	既往歴・現病歴	既往歴・現病歴を記載します。循環器疾患のリスクと精神疾患以外の疾患は「その他」に記載します。内服等の治療状況も確認します。
⑫	理学所見	血圧、体重とそれぞれの変化を記載します。なるべく面接実施時に血圧を測定して記載します。
⑬	自覚症状	循環器疾患や精神疾患を示唆する症状を中心に選択します。
⑭	BSID評価	うつ病等の可能性を評価するため、この2週間の様子について問診します。記録用紙にはB1～B5の質問内容を簡略化して記載しています。
⑮	食欲	減少・不変・増加から選択します。
⑯	睡眠	平均睡眠時間および睡眠障害（入眠困難・中途覚醒・早朝覚醒）の有無を記載します。
⑰	嗜好	喫煙および飲酒習慣の有無について確認します。 飲酒習慣では、飲酒内容や寝酒の有無についても問診します。
⑱	余暇の過ごし方	帰宅後の余暇時間や休日の過ごし方について記載します。特に気分転換となるような習慣の有無を確認します。
⑲	同居人等	同居家族の有無や家族構成、交友関係を記載します。 心身に健康障害のある者の場合、同居人の有無も大切な情報です。
⑳	仕事以外の状況	仕事以外の一般生活におけるストレス要因について記載します。 家事・育児の分担、介護の状況等によっては負荷が軽減または増大することがあります。
㉑	自由記載欄	上記に該当しない内容で、健康管理上記録が必要な内容について記載します。面談時の本人の様子や、産業保健職への申し送り事項、次回面談予定に関して等記述しても良いでしょう。

（厚生労働省労災疾病臨床研究報告書「長時間労働者への医師による面接指導を効果的に実施するためのマニュアルの作成」2021）

表3 BSID（Brief Structured Interview for Depression：簡便なうつ病の構造化面接法）

B1 この2週間以上、毎日のように、ほとんど1日中ずっと憂うつであったり沈んだ気持ちでいましたか？

（いいえ　　はい）

B2 この2週間以上、ほとんどのことに興味がなくなっていたり、大抵いつもなら楽しめていたことが楽しめなくなっていましたか？

（いいえ　　はい）

チェックポイント1：

B1またはB2のどちらかが「はい」である場合　→下記の質問にすすむ

B1またはB2のどちらかが「いいえ」である場合→面接終了（うつ病を疑わない）

B3 この2週間以上、憂うつであったり、ほとんどのことに興味がなくなっていた場合、あなたは：

a 毎晩のように、睡眠に問題（たとえば、寝つきが悪い、真夜中に目が覚める、朝早く目覚める、寝過ぎてしまうなど）がありましたか？

（いいえ　　はい）

b 毎日のように、自分に価値がないと感じたり、または罪の意識を感じたりしましたか？

（いいえ　　はい）

c 毎日のように、集中したり決断することが難しいと感じましたか？

（いいえ　　はい）

チェックポイント2：

B1～B3（a～c）の合計5つの質問に、少なくともB1とB2のどちらかを含んで、3つ以上「はい」がある→大うつ病エピソードの疑い

それ以外→面接終了（うつ病を疑わない）

（廣尚典：労働安全衛生総合研究事業 平成15年度報告書「労働者の自殺リスク評価と対応に関する研究」75-117,2004）

61 面接指導結果票には、具体的に何を記せばよいですか？

Answer

▶ ▶ ▶ **Point**

面接指導結果票には、法令に基づいて、「勤務の状況」、「疲労の蓄積の状況」、「その他心身の状況」、「就業上の措置に関する意見」を記載します。

　　事業者が保存する面接指導結果票には、面接指導を実施した医師が「勤務の状況」、「疲労の蓄積の状況」、「その他心身の状況」について確認を行ったことがわかる内容（労働安全衛生規則第52条の4）と就業上の措置に関する意見（労働安全衛生法第66条の8第4項、労働安全衛生規則第52条の7）を記載する必要があります。

　　一方、事業者は、労働時間に関する情報と実施した就業上の措置を産業医に通知する必要があります（労働安全衛生規則第14条の2第2項、同第1項）ので、その内容も面接指導結果票に記録しておくと一元的な記録となり便利です。この面接指導の結果は、事業者が5年間保存する必要があります（労働安全衛生規則第52条の6）。

　　「勤務の状況」については、少なくとも前月の時間外労働と休日労働を合計した時間を記入します。できれば、出勤・退勤の時刻、長時間労働が発生した理由と今後の見通しなども確認して記載します。これらの情報は、あらかじめ上司に記載してもらうことができれば効率的です（表）。

　　「疲労の蓄積の状況」と「その他心身の状況」については、面接指導の際に聴取した対象者の体調について概要を記載します。病名、検査結果、治療内容などの医学的に詳細な情報は、事業者の誤解や偏見を生じるおそれがありますので、あえて記載しないことが望ましいと考えられます。

　　「就業上の措置に関する意見」については、措置が不要であれば、その旨を記載しますが、措置が必要であれば、なるべく具体的に記載します。その際、職場の上司や人事担当者とその内容を打ち合わせて、妥当な範囲で実現可能と考えられるものを記載することが望まれます。措置の内容は、機械や設備を更新するなどの職場環境の改善を最優先で検討し、次に作業管理による措置（業務量の調整、作業内容の調整、出張の制限、深夜労働の制限、時間外労働時間や休日労働の制限）を検討します。本来は保健指導の範囲ですが、事業者を通じた対象者への措置として治療や生活習慣改善を勧奨することも考えられます。人事的措置のうち、配置転換や就業禁止など本人の不利益につながるものは、なるなるべく回避します。また、就業上の措置を講じるべきと考える期間や経過観察のしかたも記載しておくと明確になります。

　　これらの内容を含めた長時間労働者に対する面接指導結果票の例を示します（表）。

表　面接指導結果票（例）

所属		名前		社員番号		年齢	
過去3か月間の 時間外・休日労働時間		月： 時間、 月： 時間、 月： 時間					

＜職場管理者記入＞（面接指導前）　　　管理者氏名：＿＿＿＿＿＿　　記入日：＿＿＿＿＿

長時間労働の理由	
管理者から見た 心身の状況	（具体的な様子）
今後3か月間の 業務見通し	

医師による勤務状況の確認　☐

＜医師記入＞　　　　　　　　担当医師氏名：＿＿＿＿＿＿　　　実施日：＿＿＿＿＿

	疲労の蓄積・心身の状況		
就業上の措置に関する意見	該当項目に○		措置内容（該当内容に○）
	☐	措置不要	1．特記事項なし 2．条件付きで措置不要（条件：　　　　　　　　）
	☐	作業環境管理	1．寒冷・暑熱対策　　2．騒音対策
	☐	作業管理	1．業務量・内容調整　2．時間外労働時間制限（内容：　　　） 3．時間外労働禁止　4．休日労働制限　5．出張制限 6．作業転換　7．深夜業回数制限
	☐	本人側への措置	1．受診勧奨　2．治療継続　3．保健指導
	☐	人事的措置	1．就業場所変更　2．就業形態変更　3．通院への配慮　4．要休業
	☐	その他	1．その他（　　　　　　　　　　　　　　　　　　）
		措置期間	
		措置に関する 追記事項	

＜職場管理者記入＞（面接指導後）　　　管理者氏名：＿＿＿＿＿＿　　記入日：＿＿＿＿＿

実施した措置 （未実施の場合は その理由）		産業医確認
		人事確認

人事→所属→医師（産業医）→所属→（人事）→産業医→人事（5年原紙保管）

（厚生労働省労災疾病臨床研究報告書「長時間労働者への医師による面接指導を効果的に実施するための
マニュアルの作成」2021）

（2）面接指導に際しての諸々の疑問

 62 労働者が家族の問題で悩んでいる場合も、面接指導で相談を受けることに意義があるのですか？

Ａｎｓｗｅｒ

▶▶▶ Point

　家族の問題の内容によっては、職場で一定の配慮を行うことで、効果的な対策を講じることが可能なものもありますので、面接指導の機会に相談を受けることには意義があります。

・・

　家族の問題が理由の１つとなって、仕事に集中できなかったり、所定労働時間内に仕事に集中できないため、残業する必要が生じたりして、長時間労働が生じている場合もあります。

　家族の問題を解決するために、たとえば、職場でフレックスタイムを導入したり、通勤方法を柔軟にしたりするなどの対応が可能なものもあります。このように、家族の問題が就業に関係していて、それを解決することが事業者にも有益なことがあります。ただし、事例によっては、職場が関与または解決することが困難なケースもあります。

　このように、事例によっては、面接指導において、職場や作業の実態を知っている産業医などの医師が、家族の問題について守秘義務を履行しながら相談を受けることで、家族、労働者、事業者の問題の解決を図る意義があると考えられます。

Question 63

面接指導を依頼している医師に、長時間労働が原因かどうかはっきりしないメンタルヘルス不調の症状を疑う労働者との面接を依頼してもよいのですか？

Answer

▶▶▶ Point

面接指導の実施について契約した医師に対して、類似の業務を依頼できるかどうかについては、事業場と医師とが契約した内容及び当該医師の判断によります。

・・

事業場と面接指導を依頼している医師とが契約した内容及び当該医師の判断によります。

ただし、事業者側で算定した労働時間が、当該事業場において面接指導等を実施すべき基準に達していないものの、本人が面接指導の受診を申し出た場合には、事業者は、面接指導を実施するよう努めなければなりません。

また、メンタルヘルス不調の症状が、長時間労働が原因であるかどうかは、面接指導を実施する前に判断することはできないことから、面接指導を長時間労働が原因である場合にだけ実施するということは現実的ではありません。

したがって、労働者にメンタルヘルス不調の症状があれば、職場の要因が原因ではないという確信がない限りは面接指導を実施して、職場の要因について対策を講じることが勧められます。

Question 64

面接指導やそれに基づく措置は、いつまでに実施しなくてはならないのですか？

Answer

▶▶▶ Point

労働安全衛生規則第52条の2第2項は、法定労働時間を超えた労働時間の算定は、「毎月1回以上、一定の期日を定めて行わなければならない」と規定しています。したがって、長時間労働が発生した翌月には、前月の労働時間の算定が行われなければならないと考えられます。

・・

労働安全衛生規則第52条の3第2項は、労働者による申し出は、前月の労働時間の算

定後「遅滞なく、行うものとする」と規定しており、同条第3項は、面接指導の実施は、労働者による申し出後「遅滞なく、行わなければならない」と規定しています。ここで、「遅滞なく」とはおおむね1か月と解釈されています。したがって、前月の労働時間の算定が行われて1か月以内には、面接指導を実施すべき対象者が確定し、それから1か月で面接指導が実施されなければならないということになります。

　さらに、同規則第52条の7は、面接指導の結果についての医師からの意見聴取は、面接指導の実施後「遅滞なく行わなければならない」と規定しています。ただし、医師の意見を勘案した措置の実施については、実施の期限に関する法令上の規定はありません。

　以上のことから、長時間労働に従事してから、最長で2か月までには対象者が決まり、3か月後までには面接指導が実施され、4か月後までには医師の意見聴取が実施されなければならないことになります。

　ただし、実際には、1か月ごとに労働時間が算定されることを考えると、面接指導及びその結果に基づく医師の意見聴取は、翌月までに実施されることが望ましいと考えられます。

Question 65　面接指導の費用は、誰が負担するのですか?

Answer

▶▶▶ **Point**

　面接指導の費用は、当該労働者を雇用している事業者が負担しなければなりません。ただし、その間の賃金については、事業場の労使で決めることになっています。

・・・

　「労働安全衛生法等の一部を改正する法律（労働安全衛生法関係）等の施行について」（平成18年2月24日付け基発第0224003号）は、「面接指導の費用については、法で事業者に面接指導の実施の義務を課している以上、当然、事業者が負担すべきものであること」と指導しています。派遣労働者の面接指導の費用は、その実施の義務がある派遣元事業者が負担すべきものです。また、「面接指導を受けるのに要した時間に係る賃金の支払いについては、当然には事業者の負担すべきものではなく、労使協議して定めるべきものであるが、労働者の健康の確保は、事業の円滑な運営の不可欠な条件であることを考えると、面接指導を受けるのに要した時間の賃金を事業者が支払うことが望ましいこと」とされています。すなわち、勤務時間中に面接指導を実施する場合は事業者の負担ということになりますが、勤務時間外に面接指導を実施した場合に時間外手当などを払うかどうかについては、事業場によって取り決めればよいということになっています。

Q66 Question 面接や指導にはどれくらい時間をかければよいですか？

Answer

▶▶▶ **Point**

　面接指導の時間については、法令は規定していません。ただし、医師が、労働者の作業と健康の状態を把握したうえで診察をして、本人に対する指導をするために十分な時間を確保すべきです。

・・・

　面接指導にかける時間については、法令は規定していませんので、最低何分間かけなければならないといった決まりごとはありません。ただし、医師が、労働者の労働時間や作業環境、作業方法の状況、疲労の蓄積の状態、健康の状態を十分に把握できて、診察をして、その結果に基づいて、本人に対する指導をしたり、職場上司などへの意見書を記載したりする時間を確保すべきです。

　参考までに、2006年（平成18年）10月に、日本産業衛生学会の専門医や地域産業保健センターの登録医などを対象に実施された厚生労働科学研究によれば、医師が面接指導にかけている時間は20分台が41％、30分台が21％でした。

Q67 Question 面接指導は、どこで行われるのですか？

Answer

▶▶▶ **Point**

　面接指導を実施する場所について、法令は規定していません。ただし、面接指導において交わされる会話が他者に聴取されないような場所で実施すべきです。

・・・

　面接指導を実施する場所は、法令では規定されていませんので、必ずしも地域産業保健センターや医師会で行う必要はありません。医師が勤務する医療機関において実施する場合や事業場に訪問して事業場で行う場合には、労働者個人のプライバシーに配慮できるような、面接指導における会話が他者に聴取されることのない部屋であることが望ましいでしょ

う。また、当該労働者が出張等で遠方にいる場合は、面接指導に準じた措置として、やむを得ず医師が電話やオンラインミーティングツールで面接を行うといった工夫をすることも考えられます。

面接指導で、労働者にはどのようなことを尋ねればよいですか？

Ａ ｎ ｓ ｗ ｅ ｒ

▶▶▶ Point

　面接指導で労働者には、自覚的な業務の負担感、健康状態、睡眠時間などの生活習慣、疲労感などについて尋ねます。

. . . .

　面接指導において、労働者に実際の時間外労働時間や業務内容とその感じ方、直近の健康診断とその保健指導の結果に基づく通院と生活習慣の改善状況、睡眠時間、自覚症状、既往歴、疲労感等について尋ねます。働く人のための疲労蓄積度自己診断チェックリスト（Q54参照）や事前問診票（Q55参照）に記された回答を確認し、面接指導結果票（Q61参照）に記された会社が把握した時間外・休日労働や長時間労働の理由、見通しを確認します。具体的には、次のような事項について実態を尋ねます。

　労働時間（退社時刻、実際の時間外労働の時間）、職務の負担感（仕事量、納期、トラブルの状況、人間関係、上司による評価、同僚による支援、達成感、通勤時間、通勤方法）、休息と睡眠（職場での休憩時間の過ごし方、職場の休憩施設、通常の睡眠時間、夕食の時間）、生活の負担感（家事、友人との交流、趣味）、負担に伴う症状（眠気、頭痛、いらいら、意欲低下）、負担の対処行動（コーヒー等の摂取、仕事の整理、年休の取得、休憩時間の活用）などです。

　なお、なるべく安心して正直に答えてもらえるような尋ね方をこころがけます（Q58参照）。

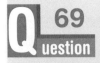

Question **69**　面接指導は、どの医療機関やどの医師に依頼してもよいのですか？

Answer

▶▶▶ **Point**

面接指導を実施する医療機関や医師に法令上の制限はありませんが、産業医の活動などについて一定の知識が必要ですので、医師会や地域産業保健センター等に尋ねて、地元で産業医の要件を備えた医師を紹介してもらうことが望ましいでしょう。

・・

面接指導に関する法令は、面接指導を実施することができる医療機関や医師を特に限定していませんので、法令上は、医師であればどこの医療機関のどの医師でも面接指導を実施することが可能です。しかし、実際には、面接指導の実施や関連知識について、一定の研修や教育を受けた医師でなければ、効果的な面接指導を実施することが難しいことが考えられます。

また、「労働安全衛生法等の一部を改正する法律（労働安全衛生法関係）等の施行について」（平成18年2月24日付け基発第0224003号）は、「面接指導を実施する医師としては、産業医、産業医の要件を備えた医師等労働者の健康管理等を行うのに必要な医学に関する知識を有する医師が望ましい」としていますので、地域産業保健センターの登録医をはじめ、都道府県や地域の医師会に尋ねて、地元で産業医の要件を備えた医師を選び、その医師に面接指導を依頼するのが望ましいでしょう。その際は、その医師が勤務する医療機関等に行くことになりますが、どうしてもそれができない場合は、その医師に所要の経費を負担したうえで、事業場を直接訪問してもらって、面接指導を実施する方法があります。同様に、地域産業保健センターに登録している医師が事業場を訪問できる場合もあります。事業場の健康診断を実施した機関に産業医の要件を備えた医師がいれば、その機関を通じて依頼する方法もあります。

70 事業場の健康管理担当者が過重な業務の負荷がある労働者と面談する必要はありますか？

Answer

▶▶▶ Point

　面接指導制度では、事業者側の健康管理担当者が労働者と面談する法的な義務はありませんが、労働者と事前や事後に面談することができれば、面接指導を実施する医師と事業場とが効果的に連携できることになると考えられます。

・・

　法令に基づく面接指導の制度で、事業者側の健康管理担当者が、過重な業務の負荷がある労働者と直接に面談する必要はありません。健康管理担当者の主な役割は、面接指導を実施した医師の意見を職場上司や人事担当者に報告して、事業場において医師の意見に基づく措置が確実に実施されるようにすることです。

　一方、労働者と面接指導の前に面談して、職場環境や業務の実態、その負担感、疲労感、健康状態について聴取して、それらを面接指導の際に提出する文書などの情報に含めておくことができれば、面接指導を効率よく実施することができます。また、労働者と面接指導の後に面談して、面接指導における医師の意見に基づいて、職場で実施すべき措置と本人が実施すべき私生活における改善内容などについて相談したり確認したりすることができれば、面接指導の効果を高めることができます。ただし、これらの面談においては、本人の健康情報や私生活の個人情報など、本人が職場で知られたくないことを聞き出そうとすることがないように注意する必要があります。

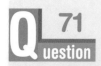

71 面接指導は、家族や友人などが同席しても構わないのですか？

Answer

▶▶▶ Point

　面接指導は、原則として、労働者個人に対して実施するものです。しかし、家族や友人が同席したほうが効果的です。事業場の機密事項が漏洩するおそれが少なく、本人が同意しているのであれば、同席しても構いません。

・・

　面接指導では、事前の予想を超えて、事業場の業務内容や個人の健康情報などの特に機微な情報を取り扱います。したがって、本人の業務や私生活に関わる相談や指導が行われる際に、家族や友人が同席していることがプライバシーの保護を損なったり、本音で行う相談や指導の障害になったりする可能性があるので、あまり勧められません。

　しかし、家族や友人などが同席したほうが効果的であると考えられ、事業場の機密事項が漏洩するおそれが少ないと予想される場合、労働者本人の自由意思に基づく同意があれば、同席しても構いません。

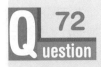

面接指導で、医師による診察や治療が行われることがありますか？

A n s w e r

▶▶▶ Point

　面接指導では、医師による診察が行われることはありますが、治療が行われることはありません。また、健康保険を利用した診察は行われません。

・・

　労働安全衛生法は、面接指導について、「問診その他の方法により心身の状況を把握し、これに応じて面接により必要な指導を行うこと」（同法第66条の8第1項）と規定しています。対象となる労働者について、業務の心身への負担や健康状態を評価するために、医師は、必要な診察や血圧測定を行います。また、採血や採尿などの検査を行う可能性もあります。そして、その結果に基づいて事業者への意見書を記載し、労働者には職場や私生活の改善などについて保健指導をします。

　しかし、処方箋の発行や処置などの治療は、面接指導の範囲を超えることから、必要な場合は、医療機関を紹介して、労働者に受診を勧奨します。その際、面接指導と治療を同一の医療機関が担当する場合であっても、医師としての立場や役割を区別しなければなりません。また、面接指導の診察においては、健康保険を利用することはできません。

 **73** 事業者は、面接指導を健康診断と同時に実施してもよいのですか？

Answer

▶▶▶ Point
偶然に時期が一致した場合は、同時に実施することは可能です。

・・・

　長時間労働者に対する面接指導は、労働者から申し出があったときには遅滞なく行わなければなりません。「労働安全衛生法等の一部を改正する法律（労働安全衛生法関係）等の施行について」（平成18年2月24日付け基発第0224003号）は、「遅滞なく」とはおおむね1か月であると解釈しています。したがって、多くの場合、面接指導を行わなければならない時期が健康診断の実施時期と一致するのは珍しいことです。

　面接指導が健康診断の実施時期と偶然に一致した場合には、同時に実施することは可能ですが、事業者や労働者があらかじめ準備しておくべき書類もあるので、実際に面接指導が実施できるのかどうかについては、健康診断を委託する機関と相談する必要があります。さらに、重複する内容を一緒に実施する場合には、健康診断と面接指導の結果がそれぞれの事後措置に活用され記録される必要があります。

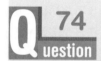 **74** 女性の労働者が多いので女性の医師に面接指導を依頼したいのですが、可能ですか？

Answer

▶▶▶ Point
　女性の医師に面接指導を依頼することが面接指導を効果的に実施するうえで必要と認められる場合であれば、女性の医師に依頼することは可能です。また、労働者は面接指導を受ける医師を自ら選択することができます。

・・・

　面接指導において、業務の負担感、疲労感、健康状態などを評価する際に、医師は、私生活についても必要な事項を質問することがあります。また、労働者が、業務・体調・私生活の習慣等について、医師に相談することもあります。その際、女性の労働者によっては、

女性に特有の症状や私生活について、男性の医師に対して相談しにくいと感じる場合があります。そのような状況があらかじめ想定されるのであれば、面接指導を効果的に実施するうえで、女性の医師に依頼することに合理性があると考えられます。その場合は、地域産業保健センターの登録医等のうち女性の医師を探して依頼することは可能です。

　そして、実際に依頼された女性の医師が対応可能であれば、面接指導を実施することは可能です。また、労働者は、事業者の指定した男性の医師の面接指導を受けることを希望しない場合に、面接指導を受ける女性の医師を自ら選択することもできます。労働安全衛生法第66条の8第2項は、労働者は、「事業者の指定した医師が行う面接指導を受けることを希望しない場合において、他の医師の行う同項の規定による面接指導に相当する面接指導を受け、その結果を証明する書面を事業者に提出したときは、この限りでない」と規定しています。したがって、労働者が個別に面接指導を受けた場合は、その結果である就業上の措置に関する意見書を事業者に提出する必要があります。

（3）面接指導の要否の判断

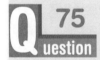 **75** 労働者に疲労が蓄積しているかどうかは、どのように判断したらよいのですか？

Answer

▶▶▶ Point
疲労が蓄積しているかどうかは、通常、労働者による自覚的な評価で判断します。

　疲労は、「身体的な疲労」と「精神的な疲労」などに分類され、生理機能や作業効率の低下として表現されます。疲労を客観的に測定する方法として、生理機能検査や内分泌検査などがありますが、精神的な疲労を含む長時間労働によって蓄積している疲労を的確に測定する方法は確立していません。そこで、面接指導では、通常、労働者による自覚的な疲労を、質問紙によって調査する方法によって評価します。したがって、労働者が正直に質問に回答できるような環境を整備して調査することが重要です。また、疲労は家族など周囲が気づく場合もありますので、対象者を選定する際には、そのような情報も参考にすることが望ましいでしょう。最も広く利用されている問診票は、中央労働災害防止協会が作成した「労働者の疲労蓄積度チェックリスト」で、「労働者用」と「家族用」があります（Q54参照）。

Question 76 どのような労働者に面接指導を受けるよう、勧奨すべきですか？

Answer

▶▶▶ Point

疲労の蓄積を示唆する自覚症状や他覚症状がある労働者には面接指導を受けるように申し出を勧奨すべきであると考えられます。

・・・

疲労の蓄積を客観的に検査する方法は確立していないことから、現在、一般的には問診票によるチェックが行われています。問診票の中でよく使用されているものは「労働者の疲労蓄積度チェックリスト」です（Q54参照）。

また、実際の現場では、面接指導において抑うつ症状を示す労働者も多く見つかっていますので、問診票の中で「General Health Questionnaire（GHQ）」、「Brief Structured Interview for Depression（BSID）」（Q60参照）、「Center for Epidemiologic Studies Depression Scale（CES-D）」などの抑うつ症状をスクリーニングするものを使用することも考えられます。ストレスの要因や反応を包括的に調査する「職業性ストレス簡易調査票」もあります。そこで、一定時間の長時間労働をしている労働者に、これらの問診票を記入させて、疲労の蓄積や抑うつ症状が疑われる者については申し出を勧奨すべきと考えられます。

このほか、職場において気付かれやすいメンタルヘルス不調のサインとして、長時間労働に従事し、「欠勤」、「遅刻・早退」、「能率の低下」、「ミスや事故」、「退職願望」などがあった者についても面接指導を受けるように勧奨すべきと考えられます。

2015年（平成27年）12月から施行されているストレスチェックの結果で高ストレスと判定された者は、同制度の面接指導を受けて、「心理的な負担の程度を把握するための検査及び面接指導の実施並びに面接指導結果に基づき事業者が講ずべき措置に関する指針」（平成27年4月15日付け心理的な負担の程度を把握するための検査等指針公示第1号）に基づく就業上の措置が講じられるべきです。

なお、ストレスチェックに係る「実施マニュアル」、「実施者用管理ツール」（結果の集計・分析、結果出力等を簡易に行うことができるプログラム）も公表・提供されています。

同制度では、前出の職業性ストレス簡易調査票を「用いることが望ましい」（指針）とされています。

これに伴い、長時間労働者の面接指導とストレスチェックに伴う面接指導とを区別しつつ、両者の間で調整等を行うことが必要になります。両制度の趣旨等を勘案しつつ、労働者の健康管理の一環として、うまく運用していくことが求められます。

（4）面接指導後の措置

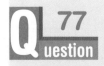 77 面接指導の事後措置の流れのなかで、留意すべきことを教えてください。

Answer

▶▶▶ Point

　医師による面接指導を実施した後の措置として、医師が人事担当者や上司に対して就業上の措置に関する意見を述べ、対象者に保健指導を行います。事業者は、これらを記録して保存するとともに実施する就業上の措置について産業医に報告します。

　医師による面接指導を実施した後の措置（以下、事後措置）に関して、法令は、事業者による面接指導の結果に基づく就業上の措置に関する意見の聴取（労働安全衛生法第66条の8第4項、労働安全衛生規則第52条の7）と、その実施（労働安全衛生法第66条の8第5項）について規定しています。多くの場合、産業医や面接指導を実施した医師から人事担当者や上司に対して意見を述べることになります。

　また、事業者は、この意見を含めて面接指導の結果を記録し（Q61参照）、5年間保存する必要があります（労働安全衛生規則第52条の6）。そして、事業者は、実施する就業上の措置（実施しない時はその理由）について産業医に通知する必要があります（労働安全衛生法第13条第4項、労働安全衛生規則第14条の2第1項）。

　このように、医師による面接指導の事後措置は、定期健康診断の事後措置とよく似ています。異なる点は、定期健康診断では、保健指導を行う努力義務があることや事後措置に関する指針（「健康診断結果に基づき事業者が講ずべき措置に関する指針」厚生労働省公示第9号、平成29年4月14日）が公表されていることです。

　実際には、面接指導と同時に医師が対象者に保健指導を行うことが想定されます（図）。その際行う指導には、生活習慣改善や受診勧奨だけでなく、仕事の仕方に関する改善（遠

図　医師による面接指導を実施した後の措置

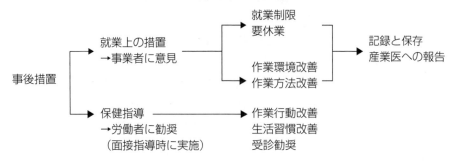

慮せず退社すること、周囲に相談することなど）や仕事に向き合う姿勢（家庭生活との両立など）といった作業行動改善が含まれます。面接指導の結果に基づく就業上の措置についても、上記の指針と同様に考えることが望ましいと考えられます。

　このうち、就業上の措置は、対象者にとって不利益が生じないもので、かつ、事業者と対象者の双方にとって受け入れやすいものであることが望ましいことから、可能であれば、面接指導の直後に、人事担当者や職場の上司も同席し、その内容について合意しておくことが理想的です。

事業者は、面接指導で「経過観察」判定の場合、具体的にどのようなことをすればよいのですか？

Answer

▶▶▶ Point

　「経過観察」の場合、事業者は就業上の措置を実施する必要はありませんが、一般に、一定期間が経過した後で医師による再評価が必要です。ただし、面接指導は次回の予定がありませんので、次回はいつ実施すべきかについて医師に確認しておくことが望ましいでしょう。

　面接指導において、軽度の症状や検査値異常が認められるものの、現在の職場における就業に制限が必要とまでは判断できない場合などに、「経過観察」が必要であることを指導することがあります。この意味は、治療が必要な疾病はないと考えられ、現在の職場で就業を継続してもよいが、疲労が蓄積している状態や業務による健康影響が増悪しないかどうか経過を注意して観察する必要があるので、一定の期間をおいて、再度、面接指導を受けさせる必要があるということです。

　したがって、事業者は、就業時間の制限など就業上の措置を実施する必要はありませんが、一般的には、一定期間が経過した後で医師による再評価が必要であることを意味しています。ただし、面接指導には、年に１回の定期健康診断のように次回の予定がありません。しかし、実際には、健康状態の増悪を予防するために、本人に対してすでに生活習慣の改善のために保健指導を行ったり、医療機関への受診を勧奨したりしていることもあります。また、次回の面接指導は、定期健康診断の機会に就業適性を再評価すればよいと判断していることもあります。そこで、経過観察のための次回の面接指導は、具体的にいつどのように実施すべきかについて、面接指導を実施した医師に確認しておくことが望ましいでしょう。

Q79 Question

面接指導での「残業禁止」の判定に、本人も事業者も納得しておらず、今後も残業が発生しそうです。医師の意見に従わなかった場合、労働者や事業者が処罰されますか？

Answer

▶▶▶ **Point**

労働安全衛生法は、面接指導を実施した医師の意見に基づく就業上の措置については、事業者が必要と認める適切な措置を講じる義務を規定しています。ただし、罰則は規定されていません。

・・・

　面接指導の後で、事業者は医学的な判断を変更することはできませんが、就業上の措置の内容は実効性を勘案するなどして相応の措置に変更して実施することは合理性があると考えます。万一、事業者が民事上の賠償責任を問われた場合は、医師の意見に従わなかったことが過失に相当するかどうか事例ごとに判断されます。

　労働安全衛生法第66条の8第5項は、「事業者は、前条の規定による医師又は歯科医師の意見を勘案し、その必要があると認めるときは、当該労働者の実情を考慮して、就業場所の変更、作業の転換、労働時間の短縮、深夜業の回数の減少等の措置を講ずるほか、……当該医師の意見の衛生委員会若しくは安全衛生委員会又は労働時間等設定改善委員会への報告その他の適切な措置を講じなければならない」と規定しています。

　したがって、事業者は、医師からの意見聴取の結果に基づき、就業時間の是正などの措置を実施する必要があります。ただし、職場の実態などから医師が求める就業上の措置と同等以上に効果があると考えられる措置に変更して実施することには合理性があると考えます。たとえば、本事例では、残業を禁止にしないかわりに、フレックス勤務を許可したり休日を増やしたりするなどの措置を実施することが可能です。ところで、前出の法令には罰則が規定されていませんので、事業者が就業上の措置を実施しなかったことによって刑事罰を科せられるおそれはありません。

　しかし、事業者が医師の意見を無視したり、効果的な措置を講じなかった場合に、労働者が長時間労働によって脳血管障害や虚血性心疾患等を生じた場合は、貴重な労働力の損失となるだけでなく、使用者が安全配慮義務違反を問われて民事上の損害賠償請求を受ける可能性があります。具体的には、事業者による判断の過程、内容の合理性、正当性などが検討され、過失があると判断された場合は、被災者の損害を賠償する責任が生じます。これらの防止には、面接指導を依頼する医師の質を確保し、面接指導の実施体制を整備することに加えて、医師の意見に基づく就業上の措置を実効性のあるものとして講じる方策を検討することが重要です。また、このような面接指導に関係する記録を文書として保存しておくことが望ましいでしょう。

Q 80 事業者は面接指導の結果、労働者が医療機関を受診して実施した検査費用を負担すべきですか？

Answer

▶▶▶ Point

面接指導に含まれる費用は、事業者が負担すべきですが、その結果として必要となった医学的な検査に関する費用の負担方法については、法令による規定等はありませんので、労使の協議によって取り決めてよいものです。

・・・

厚生労働省労働基準局は、「面接指導の費用については、法で事業者に面接指導の実施の義務を課している以上、当然、事業者が負担すべきものであること」（平成18年2月24日付け基発第0224003号）と指導しています。

したがって、面接指導に含まれる検査の費用については、事業者が負担すべきですが、その結果に基づく精密検査などのために必要となった医学的な検査の費用の負担については、法令による規定や通達による指導は示されていませんので、事業場において労使の協議によって取り決めることになります。

面接指導は、脳血管障害や虚血性心疾患等の予防を目的としていますので、同様の目的で、無料で検査を受けることができる労働者災害補償保険法（労災保険法）に基づく二次健康診断等給付制度を利用することを検討することができます。この制度は、面接指導の結果ではなく、定期健康診断のうち直近のもの（一次健康診断）において、過労死等（業務上の事由による脳血管疾患又は心臓疾患の発症）に関連する①血圧の測定、②血中脂質検査、③血糖検査、④BMI（肥満度）のすべての検査項目について異常の所見が認められた場合に、労働者の請求に基づき、精密な健康診断や保健指導が無料で受けることができる制度です。医師の意見があれば、4項目すべてに異常の所見を認めなくても受診できます。

二次健康診断等の内容には、脳血管及び心臓の状態を把握するために空腹時の血中脂質検査、空腹時の血糖値検査、ヘモグロビンA1c検査、負荷心電図検査又は胸部超音波検査のいずれか、頸部超音波検査、微量アルブミン尿検査、及び脳・心臓疾患の発症の予防を図るための特定保健指導（高齢者医療確保法に基づく特定保健指導とは異なります）が含まれます。

（5）面接記録など個人情報の管理方法

Q⁸¹uestion　事業者は、面接指導の記録をどのように保管すればよいのですか？

Answer

▶▶▶ Point

　事業者は、面接指導の記録を作成し、最低5年間は保存しなければなりません。その記録は、健康診断の結果と同様にプライバシーに配慮して取り扱う必要があります。また、健康診断の際に参照できるように整理しておくことが望まれます。

・・

　面接指導の記録は、面接指導の実施を証明できる内容とともに労働者の就業に関する医師の意見を記録して、少なくとも5年間は保存しなければなりません。健康診断の記録と同様に、個人情報として安全管理を徹底する必要があります。病名や検査結果などの健康情報は個人情報保護法が規定する要配慮情報であり、産業医や看護職などの医療職でなければ誤解や偏見を生じるおそれがありますので、医療職以外が勝手に解釈することがないように、「労働者の心身の状態に関する情報の適正な取扱いのために事業者が講ずべき措置に関する指針」（平成30年9月7日付け公示第1号）に基づいて取り扱う必要があります。

　同指針は、医師が面接指導の際に聴取した内容に関する記録は、「事業者が労働者本人の同意を得ずに収集することが可能であるが、事業場ごとの取扱規程により事業者等の内部における適正な取扱いを定めて運用することが適当である心身の状態の情報」とされています。具体的には、医療職が人事など本人以外に提供する際には、「記録自体ではなく、所見の有無や検査結果を踏まえた就業上の措置に係る医師の意見に置き換えるなど、心身の状態の情報の取扱いの目的の達成に必要な範囲内で使用されるように変換すること」が望ましいとされています。一方、申出の記録や就業上の措置に関する意見の記録については、「労働安全衛生法令に基づき事業者が直接取り扱うこととされており、労働安全衛生法令に定める義務を履行するために、事業者が必ず取り扱わなければならない心身の状態の情報」とされています。

　本来、労働者個人の心身の状態の情報は、医療職が保管することが望ましいのですが適当な医療職がいない場合は常勤の衛生管理者や衛生推進者等の事業場内の健康管理担当者を定めて、施錠できる棚や引き出しに入れて保管します。ただし、健康管理の目的以外に利用することは改正労働安全衛生法第104条第1項の「労働者の心身の状態に関する情報を収集し、保管し、又は使用するに当たつては、……収集の目的の範囲内でこれを保管し、及び使用しなければならない」に違反する可能性があります。取り扱い方に迷う際は、本人にその理由を説明したうえで同意を得ることとし、心身の状態の情報を加工したり解

釈したりする場合には、医療職に尋ねる習慣を確立することが望まれます。

　また、本人が開示を希望する場合は、健康面の悪影響が予想されるなどの場合を除いて開示すべきですが、そのうち医学的な内容の解釈については、できれば面接指導を実施した医師に尋ねるなどして誤解を生じないように配慮する必要があります。

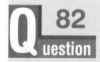

事業者は、面接指導の結果について報告を受けるのですか？

Ａｎｓｗｅｒ

▶▶▶ Point

　事業者は、面接指導の結果に基づき就業上の措置の要否について医師の意見を聴くことになっています。そして、事業者は、その中の医師の意見に基づいて必要な就業上の措置を実施する義務があります。その際、法令は、面接指導の実施の事務に従事した者の守秘義務を規定しています。

・・・

　面接指導は、過重な業務の負荷がある労働者に脳血管障害や虚血性心疾患等が発生するのを予防する目的で実施されます。面接指導を実施した医師は、労働者に対して、保健指導や受診勧奨などを行うとともに、事業者に対して、実施すべき就業上の措置の内容について面接指導結果票（Q61参照）などにより意見を述べます。すなわち、事業者は、少なくとも、面接指導の結果に基づく医師の意見を知ることになりますので、その意見に基づいて必要な就業上の措置を実施しなければなりません。その際、労働者の健康状態や検査結果などの「心身の状態の情報」（要配慮個人情報）は、就業上の措置に係る医師の意見に置き換えるなど、「心身の状態の情報」の取り扱いの目的を達成する必要な範囲内で使用されるように変換することが望まれます。

　労働安全衛生法第104条第1項は、「労働者の心身の状態に関する情報を収集し、保管し、又は使用するに当たつては、……収集の目的の範囲内でこれを保管し、及び使用しなければならない」と規定しています。また、同法第105条は「面接指導の実施の事務に従事した者は、その実施に関して知り得た労働者の秘密を漏らしてはならない」と規定しています。したがって個人ごとの面接指導記録（Q60参照）は、本人以外の者には報告されるべきではありません。そして、医療職や健康管理担当者が施錠できる棚や引き出しに入れて保管し、健康管理の目的以外に利用したり第三者に提供する場合は本人にその理由を説明したうえで同意を得ることを習慣化することが望まれます。

　また、衛生委員会、労働時間等設定改善委員会、職場の懇談会などにおいて、長時間労

働の実態やその対策について審議する際には、労働者の個人名が特定できないように集約したり加工したりして、労働者のプライバシーに適正な配慮を行うことが必要です。

83 労働者が面接指導の結果の記録を開示してほしいと求めた場合は、開示しなくてはいけないのですか？

Answer

▶▶▶ Point

　個人情報保護法第25条は、個人データの開示を求められた事業者は、遅滞なく、保有個人データを開示しなければならないことを規定しています。

・・・

　事業者は、労働者が、会社が保存している面接指導結果票（Q61参照）などの記録を開示してほしいと求めた場合、原則として、本人の記録を開示しなくてはなりません。ただし、同法は、本人または第三者の生命、身体、財産その他の権利利益を害するおそれがある場合はその全部または一部を開示しないことができるとも規定しています。

　したがって、事業者は、面接指導の結果の記録を本人に開示することによって、本人の健康状態が増悪することなどが合理的に予想される場合は、記録を開示しなくても構いません。この場合、不開示の理由などを記録に残しておくことも必要です。

84 事業者は、労働者が関連会社に転籍した場合、転籍先の会社に面接指導の結果の記録を提供する必要がありますか？

Answer

▶▶▶ Point

　労働者の雇用主が変更になっても一貫した健康管理を行うことは、本人にとって有益であると考えられますが、提供するように規定した法令はありません。

・・・

　面接指導の結果を含めて健康情報が連続的に記録されることは、効率的な場合もあると考えられます。しかし、事業者が、転籍先その他の再就職先の会社に、面接指導の結果を

含め労働者の個人情報を提供するように規定した法令はありません。

　逆に、本人の同意なしに、面接指導結果票（Q61参照）などの記録を再就職先に提供することは、第三者への個人情報の提供に相当するため個人情報保護法第23条で禁止されています。ただし、本人の自由意思に基づく同意がある場合、再就職先が関連会社等であらかじめ労働者の健康情報を共同利用する旨の取り決めがある場合などは、提供することができます。

(6) 新たな働き方と面接指導

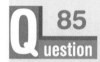

Question 85

テレワークや在宅勤務の労働者に対する面接指導で、気を付けなければならないことはどのようなことですか？

Answer

▶▶▶ Point

　テレワークでは、使用者が職場や作業を把握しにくく、仕事と生活の時間の区別が曖昧となり、長時間労働になるおそれもあることから、厚生労働省の「テレワークの適切な導入及び実施の推進のためのガイドライン」に沿って、メール送付やシステムへのアクセスに時間制限を設けることなどを推奨します。

　テレワークは、「労働者が情報通信技術を利用して行う事業場外勤務」と定義され、在宅勤務、サテライトオフィス、モバイル勤務といった形態があります。

　総務省は2021年（令和3年）5月に「テレワークセキュリティガイドライン（第5版）」を公表して、テレワークセキュリティ対策などを推奨しています。近年、新型コロナウイルス感染拡大防止対策として、主に事務や情報処理などの業務で急速に適用が拡大しました。テレワークの利点は、働く時間や場所を柔軟に活用できるため、通勤時間が短縮し、業務に集中できる環境が形成されること、時間外労働の削減とともに、育児や介護と仕事の両立の一助となることです。その一方で、上司が業務遂行状況を把握しにくいこと、労働者とのコミュニケーションが取りにくく心身の変調にも気付きにくいこと、使用者が労働時間を現認できず職場環境も把握しにくくなり、管理の程度が弱くなることなどが挙げられます。さらに、業務の指示や報告が時間帯にかかわらず行われやすくなるため、労働者の仕事と生活の時間の区別が曖昧となり、労働者の生活時間帯の確保に支障が生ずるおそれがあるなどの懸念もあります。

　そこで、労働基準局と雇用環境・均等局は「テレワークの適切な導入及び実施の推進の

ためのガイドライン」（令和3年3月25日付け改定、基発0325第2号、雇均発0325第3号）を公表しています。

このガイドラインでは、テレワークの導入に際して、押印や署名の廃止、文書の電子化、オンライン方式の会議などを推奨しています。また、労務管理上の留意点として、業務内容や業務評価等をなるべく具体的に示すこと、労使で認識を共有する機会を設けること、テレワークに要する情報通信機器や通信費などの費用負担のあり方を取り決めることを推奨しています。

労働時間管理については、始業・終業・休憩を一律に設定する必要がない場合は労働者ごとに自由度を認めてもよいこと、在宅勤務の場合は家庭生活に充てる時間と組み合わせて業務から離れる時間（中抜け時間）を労働者ごとに設定してよいことを示しています。また、情報通信機器を常時通信可能な状態におくこととしておらず、使用者の具体的な指示に基づいて業務を行っていない場合は、事業場外みなし労働時間制を適用できることなどを示しています。

労働時間の把握については、情報通信技術を活用するなどの方法をあらかじめ明確にしておく必要があり、パソコン等の情報通信機器やサテライトオフィスを使用した記録等の客観的な記録を基礎として始業及び終業の時刻を確認することが望ましいとしています。もし、労働者からのメールなどの自己申告により労働時間を把握する場合は、労働時間の実態を記録し、適正に自己申告を行うことなどについて十分な説明を行うこと、自己申告により把握した労働時間がパソコンや社内メールの使用状況など客観的な事実と著しく乖離している場合は労働時間を補正すること、自己申告できる時間外労働の時間数に上限を設けてはならないことなどを指導しています。

また、中抜け時間は、使用者は把握しても把握しなくてもよいものとし、把握する場合は終業時に労働者から報告させてもよいとしています。就業場所間を移動する際の時間は、その自由利用が保障されていれば休憩時間として取り扱うことは可能であるが、事業者が職場への出勤を求めた場合などは労働時間に該当するとしています。このほか、テレワークにおける長時間労働等を防ぐために情報通信機器の利用を制限することなどの手法が示されています（**表**）。

そして、労働者の作業内容を変更して初めてテレワークを行わせるときは、テレワーク作業時の安全衛生に関する事項を含む安全衛生教育を行うことが指導されています。また、事業者が提供する作業場以外で就業する場合には、労働者を就業させる建設物等に係る労働安全衛生規則の規定、事務所衛生基準規則、情報機器作業における労働衛生管理のためのガイドラインは適用されないとされています。したがって、テレワークで危険・有害業務を行うことは、事業者が作業環境や作業の管理を行うことができないことから不適切と考えられます。

このガイドラインには、「テレワークを行う労働者の安全衛生を確保するためのチェックリスト（事業者用）」が添付されています。これを活用して、健康相談体制の整備やコミュニケーションの活性化のための措置を実施することが望まれます。特に、作業場所や作業

環境が変更となる場合などにチェックリストに基づく活動が推奨されています。同様に、「自宅等においてテレワークを行う作業環境を確認するためのチェックリスト（労働者用）」も添付されています。これを活用して、自宅等の作業環境に関する状況の報告を求めることや必要な場合には労使が協力して改善を図ることやサテライトオフィス等の活用を検討することが期待されています。

　テレワーク相談センター（厚生労働省委託事業）は、テレワークに関するさまざまな情報を公開しています（https://www.tw-sodan.jp/index.html）。

表　テレワークにおける長時間労働等を防ぐ手法

①メール送付の抑制等
　　例：上司や同僚等から時間外等にメールを送付することの自粛を命ずること等
　　例：時間外の業務指示・報告の必要性や対応の要否等についてルール化すること

②システムへのアクセス制限
　　例：所定外深夜・休日は事前に許可を得ない限りアクセスできないよう設定すること

③時間外・休日・所定外深夜労働についての手続
　　例：時間外等の労働が可能な時間帯や時間数をあらかじめ設定すること

④長時間労働等を行う労働者への注意喚起
　　例：長時間労働や休日・所定外深夜労働が生じた労働者にシステム上で警告を行うこと

⑤その他
　　例：勤務間インターバル制度を適用すること

Question 86　面接指導をオンライン方式で実施してもよいのですか？

Answer

▶▶▶ Point
　その事業場における職場巡視や健康管理の経験がある医師が実施することなど一定の条件を満たせば、医師の面接指導をオンライン方式で実施してもよいとされています。

・・

　「情報通信機器を用いた労働安全衛生法第66条の8第1項、第66条の8の2第1項、第66条の8の4第1項及び第66条の10第3項の規定に基づく医師による面接指導の実施について」（令和2年11月19日付け基発1119第2号、最新改正）は、①事業場の産業医であるなど職場を巡視したり、過去1年以上にわたって健康管理に関与してきた医師

が実施すること、②労働者の様子（表情、しぐさ、口数、話し方、声色、身だしなみ等）から疲労やストレスの状況を把握できること、③円滑にやり取りを行うことができる方法であること、④情報セキュリティ（情報漏えいや不正アクセスの防止等）が確保されていること、⑤緊急時に事業場に近隣の医療機関と連携できることなどが望ましいとされています。

　なお、診察が必要と考えられた場合、労働者に強い疲労感や睡眠障害がある場合、希死念慮が疑われる場合などは、オンライン方式ではなく直接対面での面接指導に切り替えて実施する必要があります。

　実際にオンライン方式で面接指導を行う際は、まず、双方がオンライン会議システムの操作に慣れておく必要があります。そして、映像を常時オンにして、円滑に会話ができる通信環境を整備する必要があります。その際、マスク等は外して会話すること、プライバシーに配慮するうえで画面に映っていない同席者の存在や録画の有無などを通知しておくこと、映り込む背景にも留意すること、万一、通信回線に問題が生じた時のための緊急連絡先も確認しておくことが望まれます。また、オンライン方式では一般に早口になりやすいので普段よりもゆっくりと話し、相手の発言一つひとつを受け止めていることがわかるように首を縦に振るなど表情、身振り、手振りを大きめにすることが勧められます。

　そして、労働者がテレワークに従事している場合は、労働時間が会社にいるときよりも長くなっていないか、休憩をどのように取っているのか、仕事と仕事以外をどのように切り分けているか、自宅で就業している場合はやりにくさがないか、上司や同僚との報告・連絡・相談は円滑に行われているか、生活習慣は乱れていないかなどを確認する必要があります。さらに、本人に対して散歩やストレッチなどの気分転換を図り労働時間をきちんと把握するよう指導するとともに、上司に対して定期的に連絡して孤立感や疎外感を感じさせないよう指導することが望まれます。

　なお、一般診療においては「オンライン診療の適切な実施に関する指針」（平成30年３月30日付け、令和元年７月一部改正）（https://www.mhlw.go.jp/content/000534254.pdf）を参照することが望まれます。

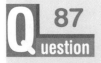 **87** 兼業や副業をしている労働者の面接指導で気を付けるべきことは、どのようなことですか？

Answer

▶▶▶ **Point**
　複数の企業で就業した場合、その労働時間を通算して時間外労働の上限が規制され

ます。その際、使用者は労働者からの申告等により、副業・兼業の有無・内容を確認することとされています。面接指導を行う医師は、本人のプライバシーに配慮しつつ、他社での労働時間の申告を促し、労働時間規制を超える労働に従事しないように指導します。その際、労働者が自ら労働時間の削減に取り組むよう促し、睡眠時間だけは確保するよう指導することが大切です。

・・・

　そもそも高度な技術や情報を取り扱う企業においては、業務機密の漏えいを防ぎ、労働者を職務に専念させ競業を制限させるために、就業規則で「許可なく他の会社等の業務に従事しないこと」を規定して、兼業や副業を禁止しているところが多く認められました。

　近年、働き方の多様化を受けて、「働き方改革実行計画」（平成29年3月28日働き方改革実現会議決定）により、副業や兼業の普及促進を図ることになりました。副業や兼業は、労働者にとって技能向上や経験を積むとともに所得を増やすなどの利点があり、企業には、労働者の自律性を促したり離職を防いだりする利点があるとされています。そのためには、労働者が、就業先の企業に対して、職務専念、誠実労働、秘密保持、競業避止といった義務をきちんと果たすとともに、健康確保についても自己保健義務を果たすことが重要になります。

　労働基準局は、「副業・兼業の場合における労働時間管理に係る労働基準法第38条第1項の解釈等について」（令和2年9月1日付け基発0901第3号）という通達を公表しています。この中で、労働基準法第38条第1項は「……事業場を異にする場合においても、労働時間に関する規定の適用については通算する」と規定しており、「事業場を異にする場合」とは「事業主を異にする場合をも含む」（昭和23年5月14日付け基発第769号）という解釈があることから、副業・兼業における労働時間は、表の場合を除いて通算されるとしています。

　したがって、労働基準法による労働時間規制（時間外労働と休日労働の合計が単月100時間未満、かつ、複数月平均80時間以内）の規定は、労働者ごとに他社等で就業した労働時間を通算した労働時間に基づいて適用されます。ただし、事業場ごとに定められた労使協定、休憩時間、休日、年次有給休暇については、他社等で就業した労働時間を通算して適用する必要はないとされています。

　ところで、前述の通達では「使用者は、労働者からの申告等により、副業・兼業の有無・

表　労働時間が通算されない場合

1　労働基準法が適用されない場合
　例：フリーランス、独立、起業、共同経営、アドバイザー、コンサルタント、顧問、理事、監事等

2　労働基準法は適用されるが労働時間規制が適用されない場合
　例：農業・畜産業・養蚕業・水産業、管理監督者・機密事務取扱者、監視・断続的労働者、高度プロフェッショナル制度対象の労働者

内容を確認すること」とされています。また、労働者からの申告等により把握した他社等での「労働時間が事実と異なっていた場合でも労働者からの申告等により把握した労働時間によって通算していれば足りること」とされています。そして、「就業規則、労働契約等に副業・兼業に関する届出制」を定めることなどが推奨されています。

　したがって、労働者が申告しなければ、労働基準法に基づく労働時間規制が適用されず、その実効性が損なわれるおそれがあります。

　一方で、労働安全衛生法第66条の8の3では、事業者は「面接指導を実施するため、……労働時間の状況を把握しなければならない」とされています。この条文における労働時間について、副業や兼業における労働時間を通算することは明文規定されていません。しかし、健康確保の観点からは、副業や兼業における労働時間を通算した労働時間を把握して、それに基づいて面接指導の対象者を選定し、就業上の措置を行うことが望まれます。

　厚生労働省労働基準局は、「副業・兼業の促進に関するガイドライン」（令和2年9月1日付け基発0901第4号別添）を公表しています。この中でも労働安全衛生法では、副業・兼業における労働時間の通算の必要はないこととされています（表）。

　たとえば、短時間労働者の場合は、複数の企業等における労働時間を合算することで健康診断の対象者（1週間の労働時間数が当該事業場における通常労働者の所定労働時間の3／4以上である者）になる場合があっても、その通算は不要とされています。ただし、企業等が積極的に副業や兼業を勧める場合もあり、そのような場合には「自社での労務と副業・兼業先での労務との兼ね合いの中で、時間外・休日労働の免除や抑制等を行う」ことや「他の使用者との間で、労働の状況等の情報交換を行い、それに応じた健康確保措置の内容に関する協議を行う」ことなどを推奨しています。しかし、労働者が副業や兼業を申告していない場合や複数の企業等での業務の調整が容易ではない場合は、健康確保のための措置が実施されにくいことが予想されます。

　以上のようなことから、産業医等の医師は面接指導を実施する場合だけでなく、通常の健康診断や健康相談を実施する場合においても、副業や兼業をしていないかを尋ねて、労働基準法に基づく労働時間規制を超える労働に従事しないように指導することが重要になります。そして、労働時間規制の超過や疲労の蓄積を疑う場合には、労働者が自ら労働時間の削減に取り組むよう促し、睡眠時間だけは確保するよう指導することが大切です。厚生労働省は、副業や兼業をしている労働者が自らの労働時間や健康状態を管理できるアプリ「マルチジョブ健康管理ツールアプリ」（アンドロイド版：https://play.google.com/store/apps/details?id=co.jp.happy.news.MultiJob、アイフォン版：https://apps.apple.com/jp/app/id1499028732?mt=8）を開発して公開しています。

　また、副業や兼業をしている労働者がそのことを申告していない場合には、企業に対して労働時間を申告するよう促すことが大切です。その際、労働者が企業には申告したくない事情があり得ることについて一定の配慮を行うことが望ましいと考えられます。

　そして、健康管理を担当する医師だけが副業や兼業をしている事実を把握した場合で、

事業場に選任されている産業医として把握したのであれば、企業として申告されたものとして対応する必要があります。しかし、単に面接指導を担当した医師として把握したのであれば、健康確保のために緊急又は重要と判断される場合を除いて、企業に対して副業や兼業の事実や通算した労働時間を本人の同意なしに通知することは、避けたほうが無難と思われます。いずれの立場の医師として把握したのかについては、対象となった労働者に尋ねて確認しておく方法があると考えます。

　なお、業務上疾病の認定については、「個別事業場ごとの業務に着目し、その業務に内在する危険性が現実化して労働災害が発生した場合」に保険給付を行うことから、副業や兼業をしている場合であっても、「労働時間は合算せず、個々の事業場ごとに業務の過重性を評価」することとされています（厚生労働省『「副業・兼業の促進に関するガイドライン」Q＆Ａ』（https://www.mhlw.go.jp/content/11200000/000473062.pdf）。

（7）ハラスメントへの対応

 **88** 面接指導で職場におけるハラスメントを疑う場合は、どのように対処すべきですか？

Answer

▶▶▶ Point

　「セクシュアルハラスメント」、「マタニティハラスメント」、「パワーハラスメント」は、労働関係法令で定義されています。それぞれの防止策を示した指針にしたがって設置された事業場の相談窓口に相談するように指導し、プライバシーに配慮しながら面接指導で聞き取った内容を記録して、事実関係の調査などの事後対応措置や医療職としての健康相談に協力してください。

　　　　　　　　　　　　　　　　　　　　　　　　　　　　　　　　　　　　　　

　職場におけるハラスメントは、現在、「セクシュアルハラスメント」、「マタニティハラスメント」、「パワーハラスメント」の３つについて対策が進められています。

　まず、1999年（平成11年）に雇用の分野における男女の均等な機会及び待遇の確保等に関する法律（男女雇用機会均等法）がセクシュアルハラスメント防止の配慮義務を規定してから徐々に対策が進められ、2017年（平成29年）に同法と育児休業、介護休業等育児又は家族介護を行う労働者の福祉に関する法律（育児・介護休業法）がマタニティハラスメント防止を規定しました。

　そして、2012年（平成24年）の「職場のいじめ・嫌がらせ問題に関する円卓会議」による報告を受けてパワーハラスメント対策の議論が進み、2019年（令和元年）６月５日に労働施策の総合的な推進並びに労働者の雇用の安定及び職業生活の充実等に関する法律（労働施策総合推進法）、男女雇用機会均等法及び育児・介護休業法が一括改正されて、2020年（令和２年）６月１日（中小事業主は2022年〈令和４年〉４月１日）から３つのハラスメントに関する条項が法令に規定され、大臣告示による指針が公表され、ハラスメントを防止するための取り組みが進められています。いずれも事業場に窓口が設置され、事実関係の調査と事後対応の措置が行われることになります。

　したがって、まず、事業場の相談窓口に相談するように指導するとともに、プライバシーに配慮しながら面接指導で聞き取った内容を記録し、事実関係の調査や医療職としての健康相談に協力してください。以下に３つのハラスメントについて記します。

　「セクシュアルハラスメント」は、男女雇用機会均等法第11条第１項が「職場において行われる性的な言動に対するその雇用する労働者の対応により当該労働者がその労働条件につき不利益を受け、又は当該性的な言動により当該労働者の就業環境が害されること」と規定しています。

　そして、「事業主が職場における性的な言動に起因する問題に関して雇用管理上講ずべき措置についての指針」（2006年〈平成18年〉厚生労働省告示第615号、令和2年1月15日付け厚生労働省告示第6号最新改正）では、事業主は、性別の役割分担意識に基づく言動を防止するための啓発活動、窓口設置による相談や苦情への迅速な対応、事後対応措置の例として管理監督者や産業保健スタッフなどによる被害者のメンタルヘルス不調への相談対応などを行うよう指導しています。

　「マタニティハラスメント」は、男女雇用機会均等法第11条の3第1項が「職場において行われるその雇用する女性労働者に対する当該女性労働者が妊娠したこと、出産したこと」、「休業を請求し、又は……休業をしたこと」、「その他の妊娠又は出産に関する事由であつて妊娠、出産等に関する言動により当該女性労働者の就業環境が害されること」と規定しています。

　また、育児・介護休業法第25条が「職場において行われるその雇用する労働者に対する育児休業、介護休業その他の子の養育又は家族の介護に関する厚生労働省令で定める制度又は措置の利用に関する言動により当該労働者の就業環境が害されること」と規定している事項も含みます。そして、「事業主が職場における妊娠、出産等に起因する問題に関して雇用管理上講ずべき措置についての指針」（平成28年厚生労働省告示第312号）では、事業主は、妊娠、出産等に関する否定的な言動を防止するための啓発活動、窓口設置による相談や苦情への迅速な対応、事後対応措置の例として個別労働関係紛争の紛争調整委員会に調停を申請したり中立な第三者機関に紛争処理を委ねたりすることを指導しています。

　「パワーハラスメント」は、労働施策総合推進法第30条の2第1項が「職場において行われる優越的な関係を背景とした言動であつて、業務上必要かつ相当な範囲を超えたものによりその雇用する労働者の就業環境が害されること」と規定しています。

　そして、「事業主が職場における優越的な関係を背景とした言動に起因する問題に関して雇用管理上講ずべき措置についての指針」（令和2年1月15日付け厚生労働省告示第5号）は、その類型（表1）を示し、事業主は、パワーハラスメントを防止するための啓発活動、研修の実施、窓口設置による相談や苦情への迅速な対応、事後対応措置の例として事実関係の確認、被害者に対する配慮のための措置、行為者に対する措置を適正に行うことを指導しています。

　職場におけるハラスメントによる精神障害は業務上疾病として認定される場合もあります。2020年に改正された「心理的負荷による精神障害の認定基準」では、「強い心理的負荷」と認められる出来事に、セクシュアルハラスメントやパワーハラスメントが例示されています（表2）。

　ハラスメント対策に関する情報発信サイトである厚生労働省の「あかるい職場応援団」（https://www.no-harassment.mhlw.go.jp/）には、対策の参考となる資料や事例が豊富に収載されています。また、毎年12月を「職場のハラスメント撲滅月間」として、全国的な啓発活動が行われています。

表1　パワーハラスメントの類型

イ　身体的な攻撃（暴行・傷害）
① 殴打、足蹴りを行うこと。
② 相手に物を投げつけること。

ロ　精神的な攻撃（脅迫・名誉棄損・侮辱・ひどい暴言）
① 人格を否定するような言動を行うこと。相手の性的指向・性自認に関する侮辱的な言動を行うことを含む。
② 業務の遂行に関する必要以上に長時間にわたる厳しい叱責を繰り返し行うこと。
③ 他の労働者の面前における大声での威圧的な叱責を繰り返し行うこと。
④ 相手の能力を否定し、罵倒するような内容の電子メール等を当該相手を含む複数の労働者宛てに送信すること。

ハ　人間関係からの切り離し（隔離・仲間外し・無視）
① 自身の意に沿わない労働者に対して、仕事を外し、長期間にわたり、別室に隔離したり、自宅研修させたりすること。
② 1人の労働者に対して同僚が集団で無視をし、職場で孤立させること。

ニ　過大な要求（業務上明らかに不要なことや遂行不可能なことの強制・仕事の妨害）
① 長期間にわたる、肉体的苦痛を伴う過酷な環境下での勤務に直接関係のない作業を命ずること。
② 新卒採用者に対し、必要な教育を行わないまま到底対応できないレベルの業績目標を課し、達成できなかったことに対し厳しく叱責すること。
③ 労働者に業務とは関係のない私的な雑用の処理を強制的に行わせること。

ホ　過小な要求（業務上の合理性なく能力や経験とかけ離れた程度の低い仕事を命じることや仕事を与えないこと）
① 管理職である労働者を退職させるため、誰でも遂行可能な業務を行わせること。
② 気にいらない労働者に対して嫌がらせのために仕事を与えないこと。

ヘ　個の侵害（私的なことに過度に立ち入ること）
① 労働者を職場外でも継続的に監視したり、私物の写真撮影をしたりすること。
② 労働者の性的指向・性自認や病歴、不妊治療等の機微な個人情報について、当該労働者の了解を得ずに他の労働者にばく露すること。

表２　「心理的負荷による精神障害の認定基準」に基づく業務起因性の考え方
　　　（長時間労働及びハラスメント関連部分の抜粋）

発病直前おおむね６か月間に業務による「強い心理的負荷」（以下に例示）が認められ、業務以外の心理的負荷や個体側要因により発病したとは認められない場合に業務起因性があると考える。

「強い心理的負荷」の例

１　特別な出来事
①「心理的負荷が極度のもの」
　　【例】・強姦や本人の意思を抑圧して行われたわいせつ行為等のセクシュアルハラスメント
②「極度の長時間労働」
　　【例】・発病直前の１か月におおむね160時間を超えるような時間外労働
　　　　　・これと同程度の（例えば３週間におおむね120時間以上の）時間外労働

２　特別な出来事以外（心理的負荷の程度を「強・中・弱」に評価し、「強」の場合に「強い心理的負荷」と認定）
①事故や災害の体験
②仕事の失敗、過重な責任の発生等
③仕事の量・質
　　【例】・発病直前の２か月間連続しておおむね120時間以上／月の時間外労働
　　　　　・発病直前の３か月間連続しておおむね100時間以上／月の時間外労働
④役割・地位の変化等
⑤パワーハラスメント
　　【例】・上司等から治療を要する程度の暴行等の身体的攻撃を受けた場合
　　　　　・上司等による人格や人間性を否定するような、業務上明らかに必要性がない又は業務の目的を大きく逸脱した精神的攻撃が執拗に行われた場合
　　　　　・上司等による必要以上に長時間にわたる厳しい叱責など、態様や手段が社会通念に照らし許容される範囲を超える精神的攻撃が必要に行われた場合
⑥対人関係
⑦セクシュアルハラスメント
　　【例】・胸や腰等への身体接触を含むセクシュアルハラスメントであって、継続して行われた場合
　　　　　・身体接触の内省的な発言のみのセクシャルハラスメントであって、発言の中に人格を否定するようなものを含み、かつ継続してなされた場合

（令和２年厚生労働省告示第５号より）

長時間労働対策の
ポイント

| 1 | 知っておくべき労働時間管理の諸々 |

（1）時間外労働、割増賃金、休日・休暇

Q89 uestion 労働基準法は、時間外労働や休日労働をどのように規定しているのですか？

Answer

▶▶▶ **Point**

　使用者は、労使協定（36協定＝サブロク協定）に記された限度時間の範囲内で時間外・休日労働を命じることができます。また、繁忙期等の臨時的な労働に関して特別条項付き36協定を定めれば、限度時間を超えて働かせることができます。36協定に違反した時間外・休日労働は、労働基準法違反となります。働き方改革関連法によって36協定の限度時間は月45時間及び年360時間と規定され、特別条項による労働時間は時間外労働と休日労働を合わせて月100時間未満かつ2〜6か月の月平均80時間以下で、時間外労働は年720時間以下と規定されました。ただし、研究開発業務に従事する労働者にはこれらの上限は適用されません。また、高度プロフェッショナル制度の労働者は、労働時間を把握する必要はありませんが、健康管理時間（在社時間＋社外業務従事時間）は把握する必要があります。

· ·

　労働基準法は、時間外労働と休日労働について区別して取り扱っています。休日には、法令で使用者が週に1日又は4週で4日付与しなければならない法定休日と、その他に使用者が付与することがある法定外休日（所定休日）があります。週休2日制であれば、日曜日を法定休日、土曜日を所定休日としているところが大多数です。本来、休日は労働に従事しないはずですが、やむを得ず働く場合に、所定休日の労働は時間外労働になり、法定休日の労働は休日労働になります。すなわち、法令が休日労働と呼ぶ場合は、法定休日の労働を指します。

　同法は、労働時間や時間外・休日労働の限度についても規定しています（**表1**）。まず、法定労働時間は1週間で40時間、1日で8時間と規定しています。時間外労働や休日労働をさせてよいのは、管理監督者等の一部を除き、同法第36条に基づいて労働者側と使用者側が協議して労使協定（36協定＝サブロク協定）を締結し、労働基準監督署に届け出た場合だけです。すなわち、ほとんどの事業場に36協定が存在します。この36協定には、労働させることができる時間外労働の限度時間と休日労働の回数が記載されています。このうち限度時間については、1998年（平成10年）に労働大臣（当時）による限度時間が告示されて、月45時間まで、年360時間までなどとされていました。

　現在、労働基準法が規定している限度基準を超える36協定は受理されません。そして、36協定に違反した時間外労働は、労働基準法違反となります。

　法定労働時間とは別に事業場ごとに定められた所定労働時間があり、所定労働時間を超えた時間帯の労働は一般に「残業」と呼ばれます。法令で時間外労働と呼ばれるものは、法定労働時間を超えた時間帯の残業のことを指します。時間外労働に従事させた場合は、時間外割増賃金を加算して支払う義務があります。所定労働時間は、法定労働時間より長いことはありませんが短いことはよくありますので、残業の一部は時間外労働ではなく、法令上は、時間外割増賃金の対象とならない場合があります。また、法定休日の労働は休日割増賃金の対象となりますが、法定外休日（所定休日）の労働は時間外割増賃金の対象となります（**表2**）。時間外労働と休日労働に対する割増賃金率は、それぞれ25％（時間外労働が60時間を超えると50％）と35％と告示されています。

　なお、管理監督者、機密事務取扱者（秘書等）、農業・畜産業・水産業、労働密度が低い宿日直の業務には、労働基準法の労働時間、休憩、休日に関する規定の適用は除外されていますが、深夜労働に関する規定は適用されます。また、医師による面接指導の対象者になる場合もありますので、これらの労働者の労働時間はきちんと把握することが必要です。

　さて、36協定では、臨時的に限度時間を超えて時間外労働を行わなければならない特別の事情が予想される場合に、年に6か月を超えない範囲で、告示による限度基準を超える特別条項付き36協定を定めることができます。従来、この特別条項に限界基準がなかったため、極めて繁忙で人手が不足した時に備えて、時間外労働と休日労働について可能性のある最大値が記されていました。実際に月160時間、年960時間、休日労働月4日といった協定も存在し、過労死の原因とされてきました。そして、労働安全衛生法は、時間外労働と休日労働を併せた時間数を基準に用いて医師による面接指導の対象者とするよう規定していました。働き方改革関連法に基づいて改正された労働基準法は、特別条項にも限度を設けて、時間外労働と休日労働を合わせて月100時間未満かつ2～6か月の月平均80時間以下とし、時間外労働は年720時間以下と規定しました（**表1**）。

　なお、改正労働基準法が新たに規定した特定高度専門業務・成果型労働制（高度プロフェッショナル制度）の労働者は、労働時間を把握しないかわりに、医師による面接指導の対象者を選別するために健康管理時間（在社時間と社外業務従事時間との合計）を把握することが必要です。しかし、健康管理時間を制限する基準はありません。

表1　時間外・休日労働に関する労働基準法の規定（表現簡略化）

第32条　休憩時間を除き、週40時間、日8時間を超えて、労働させてはならない。

第36条　労使協定を定めて労働基準監督署に届け出ることにより時間外・休日労働をさせる
　　　　ことができる。

　2　労使協定には限度時間などを締結する。

　3　限度時間を超えて労働させてはならない。

　4　限度時間は、1か月45時間及び1年360時間とする。1年単位の変形労働時間制では、
　　　1か月42時間及び1年320時間とする。

　5　通常予見できない業務量の大幅増加等に伴い臨時的に限度時間を超えて労働させる必要
　　　がある場合、1か月の時間外労働及び休日労働ができる時間（100時間未満に限る。）並
　　　びに1年の時間外労働ができる時間（720時間以下に限る。）を定めることができる。

　6　前項の時間は次の各号に定める要件を満たさなければならない。

　　一　健康上特に有害な業務の時間外労働は、1日2時間以下。

　　二　時間外労働及び休日労働は、月100時間未満。

　　三　時間外労働及び休日労働は、2〜6か月の月平均80時間以下。

　7　厚生労働大臣は、労使協定で定める時間外・休日労働の留意事項、労働時間の延長に係
　　　る割増賃金率その他について、労働者の健康、福祉その他の事情を考慮して指針を定める
　　　ことができる。

　8　使用者及び労働組合等は、労使協定を前項の指針に適合させなければならない。

　9　行政官庁は、指針にしたがって使用者及び労働組合等に助言や指導を行うことができる。

　10　前項の指導は、労働者の健康が確保されるよう特に配慮する。

　11　新たな技術、商品又は役務の研究開発に係る業務については限度時間等の規定を適用
　　　しない。

第41条　次の労働者は、労働時間、休憩及び休日に関する規定は、次の各号に該当する労働
　　　　者については適用しない。

　　一　農業、畜産業、養蚕業又は水産業の労働者

　　二　管理監督者又は機密事務取扱者（秘書等）

　　三　監視又は断続的労働の従事者で行政官庁の許可を受けたもの（宿日直等）

表2　時間外・休日労働の割増賃金

	法定労働時間		時間外労働	
	所定労働	法定内残業	法定外残業	深夜残業
労働日			時間外割増	時間外割増 ＋深夜割増
所定休日	時間外割増	時間外割増	時間外割増	時間外割増 ＋深夜割増
法定休日	休日割増	休日割増	休日割増	休日割増 ＋深夜割増

注）管理監督者等は、一般に時間外割増と休日割増は適用外、深夜割増は適用

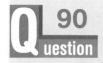

36協定（サブロク協定）とは、どのような協定ですか？

Answer

▶▶▶ Point

　36協定（サブロク協定）とは、労働基準法第36条に基づいて定めた時間外労働と休日労働に関する労使協定のことです。36協定では職種ごとに時間外労働と休日労働の限度時間を定めるほか、繁忙期等に限度時間を超えて労働できる時間を定めることができます。これを労働基準監督署に届け出ると労働者に時間外労働又は休日労働をさせることができますが、労働基準法は協定できる時間の上限を規定しています。

　労働基準法第32条は、週40時間、日8時間の法定労働時間を超えて労働させてはならないと規定していますが、労働者の過半数で組織する労働組合又は当該事業場の労働者の過半数を代表する者（過半数代表者、管理監督者を除く）と書面による協定を締結し、労働基準監督署に届け出ることにより、法定労働時間を超えて労働させることができます。書面には、「時間外労働をさせる必要のある具体的な事由」、「業務の種類」、「労働者数」、「所定労働時間」、「所定休日」、「延長することができる時間（1日、1か月、1年単位）」、「期間」を記載する欄があります。

　この労使協定は、労働基準法第36条で規定されていますので一般に36協定（サブロク協定）と呼ばれています。協定することができる時間外労働や休日労働の限度時間については、1998年（平成10年）に旧労働省の告示「労働時間の延長の限度等に関する基準」によって上限（表）が定められていましたが、2018年（平成30年）の働き方改革関連法によって、労働基準法で月45時間及び年360時間（1年単位の変形労働時間制の場合はそれぞれ月42時間及び年320時間）と規定されました。36協定に違反した時間外労働等が行われている場合は、労働基準法第32条違反になります。

　なお、新技術・新商品等の研究開発業務には限度時間が適用されず、また、建設業、自動車運転業、鹿児島県と沖縄県の砂糖製造業、医師は、一部の適用が除外又は猶予されています（Q143図1参照）。

　36協定では、繁忙期等に臨時的に限度時間を超えて労働させる必要があると想定される場合は、年に6か月を超えない範囲で、限度時間を超えて時間外労働等を行うことができる範囲を特別条項付きの協定を結ぶことができます。特別条項によって限度時間を超えて労働させることができる場合とは、臨時的な特別の事情である必要があり、年間を通して恒常的なものである場合は、法令違反となります。特別条項により延長できる時間の範囲は、従来、告示も通達も示されていませんでしたが、働き方改革関連法によって、時間

外労働と休日労働を合わせて月100時間未満かつ2～6か月の月平均80時間以下とし、時間外労働は年720時間以下と規定されました。

表　初回告示時の「時間外労働の限度に関する基準」

	一般労働者	3か月超の1年単位の変更労働時間制対象者
1週間	15時間	14時間
2週間	27時間	25時間
4週間	43時間	40時間
1か月	45時間	42時間
2か月	81時間	75時間
3か月	120時間	110時間
1年間	360時間	320時間

（平成10年労働省告示第154号を基に作成）

**91** 法定外労働時間に支払う割増賃金の基礎となる賃金は、基本給のみですか？

Answer

▶▶▶ **Point**

時間外労働の割増賃金の計算の基礎となる賃金は基本給だけとは限りません。

・・・

　割増賃金の計算の基礎となる賃金には、以下に示す7つの賃金に該当しない賃金をすべて算入しなければなりません。基本給だけで計算すると、その計算はとてもシンプルに見えますが、賃金総額の中に占める基本給の割合は各事業場によって異なるため、合理性を欠くおそれがあります。

　労働基準法では、家族手当や通勤手当など、労働者の個人的事情に基づいて支払われる賃金を除いた通常の賃金を割増賃金の計算の基礎としてもよい旨、規定しています（労働基準法の定めは最低基準ですから、含めて計算しても構いません）。

＜割増賃金の計算の基礎となる賃金に参入しない7つの賃金＞

1. 家族手当　　　　　　　2. 通勤手当
3. 別居手当　　　　　　　4. 子女教育手当
5. 住宅手当　　　　　　　6. 臨時に支払われた賃金
7. 1か月を超える期間ごとに支払われる賃金

（注）例えば、家族手当を扶養家族数にかかわらず支給したり、住宅手当を全員に一律に支給したりする場合は、除外されず、割増賃金の計算に含めなければなりません。

92　法定外労働時間に支払う割増賃金は、どのように計算するのですか？

Answer

▶▶▶ **Point**

　時間外労働を行わせた場合、法令で定める割増率以上の率で算定した割増賃金を支払わなければなりません。

· ·

割増賃金は、１時間当たりの賃金額に、次の率を割り増して計算します。

●時間外労働は、２割５分以上（月60時間を超える法定時間外労働は５割以上*）
●休日労働は、３割５分以上
●深夜労働は、２割５分以上
　＊　中小企業は2023年（令和５年）４月から適用

> （例）基本給150,000円、職務手当10,000円の労働者が、今月は、時間外労働10時間、休日労働８時間、時間外労働が深夜にまで及んだ日が２時間だったとします。

　まずは、１時間当たりの賃金額を計算します。

　この労働者の１か月の所定労働時間が160時間である場合は、

　（基本給150,000円＋職務手当10,000円）÷160時間＝1,000円

となります。

　そして、この事業場の割増賃金の率が最低基準だった場合、
　割増賃金は、
　時間外労働　1,000円×1.25×10時間＝12,500円
　休日労働　　1,000円×1.35×　8時間＝10,800円
　深夜労働　　1,000円×0.25×　2時間＝　　500円

となり、合計23,800円となります。

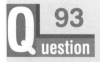

Question 93

割増賃金の支払いに代えて、代替休暇を与えることはできますか？

Answer

▶▶▶ Point

1か月に60時間を超える時間外労働を行わせた場合、割増賃金の支払いに代えて代替休暇を与えることができます。

1か月に60時間を超えて時間外労働を行った場合、最低2割5分から最低5割に引き上げられた割増賃金について引き上げられた分の割増賃金の支払い（義務の部分）に代えて、代替休暇（有給の休暇）を与えることもできるようになりました。ただし、労働者がこの代替休暇を取得した場合であっても、2割5分以上で計算した割増賃金の支払いは必要です（通常の割増額）。

この代替休暇の付与は、あくまでも、引き上げられた割増賃金分の支払いに代えることができるものであり、個々の労働者に対して代替休暇の取得を義務付けるものではありません。つまり、代替休暇を取得するかどうかは労働者の判断によるため、代替休暇が実際に与えられる日は、当然、労働者の意向を踏まえたものとなります。

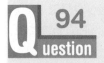

Question 94

年次有給休暇を日単位ではなく、時間単位で取得することはできますか？

Answer

▶▶▶ Point

年次有給休暇は時間単位でも取得することができます。

年次有給休暇は「1日単位」で取得することとされていますが、2010年（平成22年）4月1日より、就業規則等の規定及び労使協定により、1年に5日分を限度として時間単位で取得できるようになりました。

ただし、年次有給休暇を「1日単位」で取得するか、「時間単位」で取得するかは、労働者が自由に選択することになります。

＜半日単位の年休取得について＞

　年次有給休暇は１日単位で取得することが原則ですが、労働者が希望し、使用者が同意した場合、１日単位取得の阻害とならない範囲であれば半日単位で与えることはもともと可能です。

【参考】厚生労働省「労働基準法が改正されました」（https://www.mhlw.go.jp/stf/seisakunitsuite/bunya/koyou_roudou/roudoukijun/roukikaitei/index.html）

（2）面接指導と労働時間

 **95** 面接指導を担当する医師や看護職は、現場に何を指導すべきですか？

Ａｎｓｗｅｒ

▶▶▶ Point

　面接指導を担当する医師等は、現場に対して、具体的で現実的な労働時間の削減策を提案することが期待されます。

・・・

　労働安全衛生法は、長時間の時間外労働に従事するなどして疲労が蓄積し、自ら申し出た労働者等を対象に、医師による面接指導（同法第66条の8）を行う義務及び面接指導に準ずる措置（同法第66条の9、保健師等による保健指導の実施、チェックリストで疲労蓄積を認めた者に対する面接指導、事業場の健康管理に関する産業医等からの助言指導）を行う努力義務を規定しています。そして、毎月行われる衛生委員会で、長時間労働の実態と対策について審議する必要があることが規定されています。

　なお、労働者の申し出がなくても疲労の蓄積が疑われる者には面接指導を勧奨します。管理職や裁量労働者の労働時間は、なるべく本人の申告に依存せず、同僚への聞き取り、タイムカードやイントラネットによる把握、警備・保安部門に鍵を返した者の記録などで客観的に把握するように努めます。事業場外の医師に面接指導を依頼する場合は、過去の健康管理記録や時間外労働の記録を含めた仕事の実態がわかる資料をそろえておく必要があります。

　労働時間の削減を推進する根拠として、「労働時間等見直しガイドライン（労働時間等設定改善指針）」（平成20年3月24日付け告示第108号、平成30年10月30日付け一部改正）があります。この中では、具体的に、変形労働時間制やフレックスタイム制の活用、プラスワン休暇（週休日と組み合わせた連続休暇）など、年次有給休暇を取得しやすい雰

囲気等の環境整備、ノー残業デーの導入・拡充、ワークシェアリング・テレワークの活用、深夜業の回数の制限、勤務間インターバルの確保、朝型の働き方の検討、学校休業日や地域のイベント等に合わせて年次有給休暇を取得させる配慮、子の養育又は家族の介護に必要な時間の確保、取引先に対する発注方法の改善、休日前後における勤務時間の短縮、家族の誕生日休暇の付与、雇入れ後初めて年次有給休暇を付与するまでの継続勤務期間の短縮、公民権の行使又は公の職務の執行をする労働者のための休暇制度などが提案されています。

面接指導の結果に基づく医療職による事後措置には、人事担当者や職場の上司に対する就業上の措置と労働者に対する保健指導の2つが含まれます。

労働者に対する保健指導としては、高血圧、喫煙、脂質代謝異常、耐糖能異常、メタボリックシンドロームなどについて生活習慣の改善や治療の勧奨を行います。

人事担当者や職場の上司に対する就業上の措置としては、業務量・工程・作業方法・役割分担・移動方法・要員や勤務体制の見直し、コミュニケーションの促進、職場の快適化や疲労回復設備の整備などの具体的な対策を提案します（表）。仕事の実態がよくわからない場合や何を指導すればよいかわからない場合には、本人了解のもとで、本人に指示を出している上司に対して、①長時間労働に陥っている原因、②労働時間の今後の見通しについて尋ねる文書を送付し、医師に対して報告を求めることが有効な場合があります。また、そのような文書を発行するだけで、職場の上司等が工夫や配慮を尽くして、時間外労働が削減されることもあります。

労働者の就業制限が必要な場合は、上司、人事、産業医が労働者の意見を聞いてよく協議し、変更・解除の際も相互に情報を共有します。プライバシーの保護にも配慮し、病名や生データの非医療職への開示には本人の同意を得るようにします。

表　長時間労働者に対する面接指導の事後措置の実際

❶労働時間を短くする対策	上司や労働者による時間外労働の正確な把握と制限、交替制や当番制の導入、業務量に応じた組織の要員数や応援者数の変更、新しい機器の導入、休憩や食事時間の優先的な確保、特急列車の利用許可による移動時間の短縮など
❷労働時間以外の過重労働を改善する対策	上司による理解と支援、配置転換の実施、職場のコミュニケーションの改善のための介入、業務上の不安を解消する対策、ストレスを感じる上司に近い座席からの変更、単身者への社宅貸与による通勤負荷の緩和、海外出張者の帰国回数の増加など
❸過重労働者の健康障害を治療する対策	抑うつ状態の治療、血糖コントロール、労災二次健診による頸動脈プラークの発見、高血圧・不整脈・心不全の管理の徹底など
❹長時間労働に関連した職場の有害環境に関する改善対策	重量物取扱い作業における支援機器の導入、CAD作業における室内照度の調整、休憩室の改善・工夫など
❺職場以外の有害要因を改善する対策	ストレス解消や休日の過ごし方の助言指導、家族の健康や介護問題への対応、家族による協力の促進、多額な債務の返済など

Q96 uestion 面接指導において深夜や休日の労働時間は、平日の労働時間に加算して評価すればよいのですか？

Answer

▶▶▶ **Point**

面接指導に関する法令の規定は、労働時間を算出するうえで、深夜や休日を区別していません。しかし、労働時間は、本来、業務の過重性を評価するための指標ですので、一般に、深夜や休日の労働時間は、平日の労働時間よりも、心身の負荷が高い労働時間として評価すべきです。

· ·

　脳血管疾患及び虚血性心疾患等のリスクになる業務の過重性を評価するうえでは、労働時間が基本的な指標として広く使用されています。面接指導における対象者の選定や疲労の蓄積の評価も、労働時間を指標としています。ここで、面接指導に関する法令の規定は、労働時間を算出するうえで、深夜や休日を区別していません。

　しかし、労働の質は脳血管疾患及び虚血性心疾患等のリスクに大きく関係しています。同じ労働時間であっても、労働における心身のストレスが大きいほど脳血管疾患及び虚血性心疾患等のリスクは高くなると考えられますので、面接指導における対象者の選定や疲労の蓄積の評価においては、本来、労働時間とともに労働の質を評価すべきです。

　深夜や休日の労働は、平日の日中の労働と比べて、生体リズムや生活時間と整合しにくいことから、休息や疲労の回復が遅れるリスクが高く、同じ労働時間であっても、一般に、心身の負荷は高いと考えるべきです。たとえば、月に80時間の時間外労働に従事した労働者の中でも、休日や深夜の労働時間が長い者については、優先的に面接指導やそれに基づく措置を実施すべきです。また、面接指導において、このような配慮を行うためには、時間外労働の賃金を支払う際と同様に、休日や深夜の時間外労働の時間は、区別して算出することが望まれます。

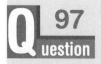 **97** 面接指導を受けるための時間は、労働時間とみなして労働者に賃金を払わなくてはならないのですか？

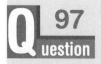

▶▶▶ Point

　面接指導を実施する費用は、使用者が負担すべきですが、それに要した時間を労働時間として取り扱うのかどうかに関しては、法令による規定はなく、労働者側と使用者側の協議により決めてよいことになっています。

・・・

　面接指導は就業時間中に実施することが望まれますが、法令による規定はありません。就業時間外に実施させられた面接指導に要した時間の取り扱いについては、労使が協議して定めることになっています（平成18年2月24日付け基発第0224003号）。ただし、時間外・休日労働時間が月100時間を超えた研究開発業務従事者や高度プロフェッショナル制度対象労働者に対する面接指導が時間外等に行われた場合には、割増賃金を支払うよう行政指導されています（平成31年3月29日付け基発0329第2号）。衛生委員会において、面接指導を推進して健康管理を徹底するうえで、事業場の実情に応じて検討すべき課題の1つです。面接指導の実施時期の調整、他の医師による実施、面接指導に準ずる措置の徹底なども含めて、審議することが望ましいでしょう。

（3）労働時間の算定、把握

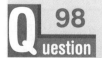 **98** 貨物取扱いの事業場において貨物の積込み係がトラックの到着を待っている（特段作業をしていない）時間は、労働時間として算定しなければならないのですか？

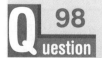

▶▶▶ Point

　業務に従事していなくても、使用者の指揮監督下で待機していて、呼び出しがあれば直ちに業務に従事しなければならない場合は、労働時間になります。

・・・

待機中または呼び出し後に、時間と場所について拘束を受けない場合は、労働時間には

なりません。

　労働とは、使用者の指揮監督下にあることをいい、必ずしも何らかの作業を行っていることを要件としていません。したがって、待機中であって業務に従事していなくても、必要があれば直ちに業務に戻らなければならない場合は、その間の時間は労働時間となります。

　たとえ仮眠が許されている時間であっても、警報が鳴れば対応しなければならないといった労働契約上の義務がある場合は、使用者の指揮監督下に置かれていると解され、労働時間になります。一方、待機中に所在すべき場所や時間について拘束を受けず、呼び出し後に業務に従事するまでに時間的な余裕があれば、労働時間とは認められません（昭和33年10月11日付け基収第6286号）。

　ただし、時間的かつ空間的に拘束を受けない場合で、それがたとえ自宅であっても、待機している間は、いつ呼ばれるかという不安があり、電話で連絡を受けて対応することで休息が中断されますので、心理的なストレスが大きい場合もあります。したがって、労働時間の評価からは面接指導の対象外となった労働者であっても、待機時間が長いことによる心理的なストレスが大きくないかについて考慮し、本人が希望すれば面接指導が受けられるような体制を構築することが望ましいでしょう。

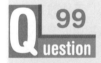
出張の際の移動時間も、労働時間として算定しなくてはいけないのですか？

Ａｎｓｗｅｒ

▶▶▶ Point
　出張の際の移動は、労働時間として算定されません。

・・・

　一般に、自宅から出張先に直接出向いたり、出張先から直接帰宅したりする場合の移動時間は、事業者の指揮監督下にはなく、通常の通勤時間と同等の性質があるとみなされ、労働時間としては算定されません。

　また、出張中に休日がある場合や休日に出張する場合も、「出張中の休日はその日に旅行する等の場合であっても、旅行中における物品の監視等別段の指示がある場合の外は休日労働として取り扱わなくても差支えない」と解釈されています（昭和33年2月13日付け基発第90号）。

　ただし、会社からの指示に基づいて行う次の業務などの場合は、移動時間が労働時間とみなされます。

<移動時間が労働時間とみなされるケース>

❶ 業務上必要な書類や商品・機材等を運搬する場合

❷ 一度、会社に出勤してから出張する場合

❸ 出張先から会社に戻る場合

❹ 上司と行動を共にして移動する場合

❺ 会社の指揮・命令が及んでいて自由な行動が制限されている場合

❻ 運送業など「移動する」ことが業務内容となっている場合

しかし、出張に伴う移動時間が労働時間に算定されるかどうかの別とは無関係に、通勤や移動が多い場合には、そのことに伴って疲労が蓄積して健康障害を生じる場合もあると考えられることから、そのような労働者が面接指導を受けられるような体制を構築することが勧められます。

自宅に仕事を持ち帰った場合、自宅での作業時間は労働時間として算定しなければならないのですか?

A n s w e r

▶▶▶ **Point**

使用者の指揮命令に基づいて自宅で作業に従事した時間は、労働時間として取り扱われます。

労働時間の定義について、判例(三菱重工業長崎造船所事件・最高裁第1小法廷、平成12年3月9日判決)では、「労働時間とは、労働者が使用者の指揮命令下に置かれている時間」としています。使用者の指揮命令に基づいて自宅で作業をするような在宅勤務の時間は、労働時間として取り扱われます。

また、実態として、たとえ黙示のものであっても業務命令があったと推察される場合、すなわち、労働者が自宅での作業を余儀なくされる状況にあり、かつ使用者がこれを黙認していると認められる場合も、労働時間として認められます。

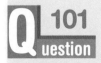

101 Question 通勤時間が長い場合、通勤時間は労働時間として算定しなければならないのですか？

Answer

▶▶▶ Point

　たとえ通勤時間が長くても、通勤途上に使用者からの指示や命令がない場合は、通勤時間を労働時間に入れて取り扱う必要はありません。

・・

　自宅と職場を移動するだけでの通勤は、労働とは区別され、その間の時間を労働時間として取り扱う必要はありません。

　緊急事態で再出勤したような事例でも、裁判では「労働者が日常の出勤に費やす時間と同一性質であると考えられるから、右所要時間は労働時間に算入されず、したがつてまた時間外労働の問題は起こり得ないと解するのが相当である」（日本工業検査時間外手当請求事件・横浜地裁川崎支部、昭和49年１月26日判決）と判断されています。

　ただし、通勤時間が長いために、通勤のストレスから疲労を蓄積させてしまう労働者もいます。面接指導の対象者を設定する際には、このような労働者も対象とするように工夫することが望まれます。

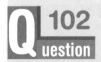

102 Question いわゆるサービス残業の時間は、労働時間として算定しなければならないのですか？

Answer

▶▶▶ Point

　サービス残業は違法です。使用者からの指示や命令によって業務に従事しているのであれば、賃金が支払われなければなりませんので、その間の時間は労働時間に入れて取り扱う必要があります。

・・

　サービス残業とは、多くの場合、賃金が支払われない所定労働時間外の労働のことを指しています。

　このような賃金の不払いは労働基準法第24条または同37条に違反しており、労働時

間をきちんと把握して、所定時間外労働には賃金を支払う必要があります（「賃金不払残業の解消を図るために講ずべき措置等に関する指針」〈平成15年5月23日付け基発第0523004号〉）。

　面接指導は、長時間労働などの健康影響を評価して必要な措置を講ずるのですから、その対象者を選定する際には、賃金が支払われた労働時間かどうかにとらわれず、実質的な労働時間をすべて算定して評価することが望ましいといえます。

Question 103 得意先などを接待している時間は、労働時間として算定しなければならないのですか？

Answer

▶▶▶ Point

　接待の時間が労働時間として算定されるかどうかは、使用者から指示や命令があるかどうかや、自らの意思で参加や活動をするかどうかによって、事例ごとに判断されます。

　接待をすることについて、使用者から指示や命令があり、それにしたがっていた場合は、労働時間として算定されます。ただし、自らの意思で飲食や娯楽に参加しているような時間については、仕事の話題や相談をしたとしても、労働時間には算定しません。たとえば、職場の送別会等であっても、自由参加であれば労働時間には算定されません。

　また、休日に得意先とゴルフを行う場合であっても、ゴルフ場の予約、出席者の日程調整、当日の車や食事の手配等、裏方業務について使用者からの明示、または黙示の指示・命令に基づきそれにしたがった時間は当然、労働時間に算定されます。ゴルフや釣り自体は私的行為に見えますが、その判断根拠は事業主の明示、または黙示による業務命令の有無となります。

 **104** 会社が主催する野球大会などのイベントの時間は、労働時間として算定しなければならないのですか？

Answer

▶▶▶ **Point**
　会社でのイベントの時間が労働時間として算定されるかどうかは、使用者から指示や命令があるかどうかや自らの意思で参加するかどうかによって、事例ごとに判断されます。

　イベントに参加することについて使用者から指示や命令があり、それにしたがっていた場合は労働時間として算定されます。ただし、自らの自由意思で参加した場合は労働時間には算定しません。たとえば、イベントに参加しないと欠勤として扱われるなど、不参加者が参加者に比べて不利益になるような取り扱いをされる場合は、労働時間として算定しなければなりません。
　また、イベント自体は自由意思に基づく参加であっても、イベントの準備、運営、後始末を行うなどの世話役については、会社からのしかるべき指示、命令の下に世話役をやっていると理解できる場合は労働時間とみなされます。逆に、全員が参加するように勧奨されていても、不参加者に不利益になるような取り扱いがなければ労働時間に算定する必要はありません。

105 上司のプライベートな依頼を引き受けている時間は、労働時間として算定しなければならないのですか？

Answer

▶▶▶ **Point**
　上司のプライベートな依頼を引き受けている時間は、通常、労働時間として算定されません。

　上司などによるプライベートな依頼に対応する時間が労働時間かどうかは、実際には、プライベートな事項かどうかについて、使用者と労働者の双方の意識が異なる場合もあり、

事例ごとに判断されます。

　上司がプライベートな事項であることを明確にしたうえで依頼したのであれば、それを引き受けるかどうかの判断は、自由意思に基づいて業務とは無関係に下されるのであって、そのために費やした時間は労働時間として算定されません。仮に、そのような依頼を断ったことによって、業務において不利益な取り扱いが行われる場合は、不当な差別であり人事上の権利の濫用とみなされることになります。

　一方、プライベートな事項かどうかがあいまいな場合、事例ごとに判断されます。上司は業務として依頼したつもりでも、部下はプライベートな依頼と感じる場合もあると想定されますので、あいまいな場合は、それが業務かどうかを明確にしておくことが望ましいでしょう。

業務において必要な技術や能力を身につけるための研修・教育を受講させています。その時間は、労働時間として算定しなければならないのですか？

Answer

▶▶▶ Point

　使用者が実質的に受講を指示・命令している研修・教育のために費やした時間は、労働時間として算定しなければなりません。

・・・

　厚生労働省の「労働時間の適正な把握のために使用者が講ずべき措置に関するガイドライン」（平成29年1月20日策定）は、参加が義務付けられている研修・教育訓練の受講は、労働時間として取り扱うことを指導しています。

　研修・教育を使用者からの指示や命令で参加している場合や参加しないことによって不利益な取り扱いのある場合は、業務とみなされ、その時間は労働時間として算定しなければなりません。

　一方、使用者が準備したものや奨励しているものであっても、労働者が自由意思に基づいて参加する場合は、業務とはみなされず、その間の時間は労働時間としては算定されません。このことについて、厚生労働省労働基準局は、「労働者が使用者の実施する時間外の教育に参加することについて、就業規則上の制裁等の不利益取扱による出席の強制がなく自由参加のものであれば時間外労働にはならない」（昭和26年1月20日付け基収第2875号、平成11年3月31日付け基発第168号）と解釈しています。

　なお、労働安全衛生法が規定する安全衛生教育は、労働者の参加が義務付けられていることから、労働時間として算定しなければなりません。このことについて、厚生労働省労

働基準局は、「労働災害の防止をはかるため、事業者の責任において実施させなければならないものであり、したがつて、安全衛生教育については所定労働時間内に行うのを原則とすること。また、安全衛生教育の実施に要する時間は労働時間と解されるので、当該教育が法定時間外に行われた場合には、当然割増賃金が支払われなければならないものであること」（昭和47年9月18日付け基発第602号）と解釈しています。

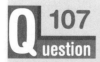

107 労働時間を把握する方法としては、自己申告やタイムカードの利用のほかにどのようなものがありますか？

Answer

▶▶▶ Point

　労働時間は、自己申告に依存するのではなく客観的な方法で把握することが求められており、タイムカードやICカードを利用するほか、職場の上司による確認と記録、パソコンの電源やLANの接続の記録、守衛所やセキュリティシステムの出入りの記録により把握する方法などがあります。

・・・

　労働時間を正しく把握するために、使用者自らまたは職場の上司による確認、パソコンのON/OFFの時間や社内LANの接続の記録、守衛所やセキュリティシステムの出入りの記録などを労働時間の管理に役立てている事業所もあります。ただし、このような方法を採用しても、一旦退社の記録を付けた後に事業場に残って業務を継続した場合や自宅に業務を持ち帰った場合などについては、正しく把握することができない場合があります。

　厚生労働省労働基準局は、「労働時間の適正な把握のために使用者が講ずべき措置に関するガイドライン」（平成29年1月20日付け基発0120第3号）を示しています。

　この中で、始業・終業時刻の確認及び記録は原則として客観的な方法を採ることが求められており、具体的には、「ア　使用者が、自ら現認することにより確認し、記録すること」「イ　タイムカード、ICカード、パソコンの使用時間の記録等の客観的な記録を基礎として確認し、適正に記録すること」としています。

　自己申告制を採らざるをえない場合には、使用者は、「ア　自己申告制の対象となる労働者に対して……労働時間の実態を正しく記録し、適正に自己申告を行うことなどについて十分な説明を行うこと」「イ　実際に労働時間を管理する者に対して、自己申告制の適正な運用を含め……講ずべき措置について十分な説明を行うこと」「ウ　自己申告により把握した労働時間が実際の労働時間と合致しているか否かについて、必要に応じて実態調査を実施し、所要の労働時間の補正をすること……」「エ　自己申告した労働時間を超え

て事業場内にいる時間について、その理由等を労働者に報告させる場合には、当該報告が適正に行われているかについて確認すること……」「オ　……使用者は、労働者が自己申告できる時間外労働の時間数に上限を設け、上限を超える申告を認めない等、労働者による労働時間の適正な申告を阻害する措置を講じてはならないこと……」としています。

　また、「時間外労働時間の削減のための社内通達や時間外労働手当の定額払等労働時間に係る事業場の措置が、労働者の労働時間の適正な申告を阻害する要因となっていないかについて確認するとともに、当該要因となっている場合においては、改善のための措置を講ずること。さらに、労働基準法の定める法定労働時間や時間外労働に関する労使協定（いわゆる36協定）により延長することができる時間数を遵守することは当然であるが、実際には延長することができる時間数を超えて労働しているにもかかわらず、記録上これを守っているようにすることが、実際に労働時間を管理する者や労働者等において、慣習的に行われていないかについても確認すること」とされています。ちなみに、労働時間の記録に関する書類は、最後に記載された日から3年間保存しなければならず（労働基準法第109条）、賃金台帳にも労働時間数などを記録しておく必要があります（労働基準法第108条）から、労働時間は正しく把握し、記録しておかなければなりません。

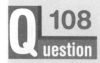

108 Question 事業者の把握している労働時間数と労働者の申告した労働時間数とが異なる場合は、どちらの情報を使用すべきですか？

Answer

▶▶▶ Point

　面接指導を確実に実施するためには、長いほうの労働時間を使用することが望ましいでしょう。

　事業者と労働者が把握している労働時間数が異なる場合は、どちらが適正なのかを確定するために時間がかかることもあります。そこで、面接指導に関する施行通達「労働安全衛生法等の一部を改正する法律（労働安全衛生法関係）等の施行について」（平成18年2月24日付け基発第0224003号）は、事業者の把握している時間数と面接の申出を行った労働者の把握している時間数との間に差異があり、かつ、その確定に時間を要する場合においては、健康確保の観点から、まずは面接指導を実施することが望ましいとしています。

　面接指導は、脳血管疾患及び虚血性心疾患等の予防を目的としていることから、面接指導を確実に行ううえでは、事業者と労働者が把握している労働時間のうち、長いほうの労働時間を使用して面接指導の対象者を選定し、指導を行うことが望ましいでしょう。

（4）医師の労働時間管理と勤務環境の改善

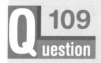 医業に従事する医師は、働き方改革関連法による労働時間規制の対象から除外されていますが、2024年（令和6年）度からどのように規制されますか？

Answer

▶▶▶ Point

　医業に従事する医師は、2024年（令和6年）度以降、時間外労働と休日労働を合計した時間数の上限が原則として、月100時間未満、年960時間以下となる予定です。ただし、一部の医療機関においては、年1,860時間まで緩和される予定です。その際、月100時間を超える前に医師による面接指導を実施すること、連続勤務時間は28時間までに制限すること、勤務間インターバルを9時間設ける義務等が規定されます。

・・

　医業に従事する医師の労働時間規制については、2017年（平成29年）度に厚生労働省医政局が設置した「医師の働き方改革に関する検討会」で検討が始められました。2018年（平成30年）に公布された働き方改革関連法に基づく労働時間規制については、医師は労働基準法第141条により適用除外とされました。

　その後、検討会の報告書（平成31年3月29日公表）が示されたことを受けて、良質な医療を提供するうえで医師の働き方改革を推進する観点から「良質かつ適切な医療を効率的に提供する体制の確保を推進するための医療法等の一部を改正する法律」（令和3年5月28日公布）が取りまとめられ、医療法、医師法、歯科医師法、診療放射線技師法、臨床検査技師法、臨床工学技士法、救急救命士法、医療介護総合確保推進法などが一括改正されました。

　医師の労働時間規制は、改正された医療法が規定しています。2024年（令和6年）4月以降は、36協定（サブロク協定）で締結できる時間外労働の時間数の上限が、臨時的で特別な事情がある場合の特別条項についても、原則、休日労働を含めて年960時間、かつ、月100時間となります。ちなみに、一般労働者は休日労働を除き年720時間が上限ですが、月に時間外労働60時間と休日労働20時間を組み合わせれば、年960時間（＝月60×12か月＋月20×12か月）まで可能になりますので、同じといえます。

　ここで、年720時間を超える場合は、健康確保措置（表1）を行う努力義務が課されます。健康確保措置を実施した場合は、月100時間以上が可能となる例外措置が設けられる予定です。健康確保措置で連続勤務を28時間とすることは、平日勤務の後に当直勤務をした場合、翌日の勤務を午前中までに制限するということです。ただし、長時間の手術や急患の対応等のやむを得ない事情があれば、代償休息を付与することによって連続勤務時間が28時間を超えることが認められる可能性もあります。

例外として、特定労務管理対象機関（**表2**）では、前述の年960時間という上限が、年1,860時間まで緩和されます（**表3**）。医療機関からの申請を都道府県が承認することで、対象機関として指定されます。特定地域医療提供機関と連携型特定地域医療提供機関は、2036年（令和18年）3月までに特定労務管理対象機関から外される予定です。

　なお、上限の時間数は平均ではなく、超えてはならない数値です。特定労務管理対象機関は、必ず労働時間短縮計画を立てるとともに、その取り組み状況等について医療機関勤務環境評価センターによる評価と助言・指導を受ける義務があります。また、健康確保措置のすべてが努力義務ではなく、強制義務となります。特に、月155時間（＝年1,860時間／12か月）を超える場合には、労働時間を短縮する具体的な取り組みを講ずる義務があります。

表1　健康確保措置

① 月100時間を超える前に医師による面接指導を実施すること
② 連続勤務時間は28時間までに制限すること
③ 勤務間インターバルを9時間設けること

注：初期研修医は、連続勤務時間制限を15時間（勤務間インターバル9時間）又は24時間（同24時間）として、1日単位で疲労回復を図る。

表2　特定労務管理対象機関

特定地域医療提供機関（医療法第113条、令和17年〈2035年〉度までの予定）
　→救急医療、在宅医療等を提供する医療機関

連携型特定地域医療提供機関（医療法第118条、令和17年〈2035年〉度までの予定）
　→他の医療機関に医師を派遣する医療機関

技能向上集中研修機関（医療法第119条）
　→臨床研修・最新の知見及び技能に関する研修（専門研修）を行う医療機関

特定高度技能研修機関（医療法第120条）
　→高度な技能の修得のための研修を行う医療機関

表3　医業に従事する医師の労働時間規制

労働時間規制等	一般の医療機関	特定地域医療提供機関／連携型特定地域医療提供機関	技術向上集中研修期間／特定高度技能研修期間
36協定特別条項による時間外労働時間数の上限			
1月の上限	休日労働含み100時間未満（面接指導を行った場合等を除く）		
1年の上限	休日労働を含み960時間	休日労働を含み1,860時間（2035年度で終了）	休日労働を含み1,860時間
健康確保措置			
連続勤務時間制限28時間	年720時間を超える場合は努力義務	義務	
勤務間インターバル9時間以上			
面接指導	時間外労働が月100時間以上となる場合は到達前に実施する義務		

Q110 Question

医療機関に勤務する医師が教育研修、研究、学会発表等に費やす時間は労働時間なのですか？

Answer

▶▶▶ Point

　診療に必須の自己研鑽や研究であったり、指導医が業務上必要と考えて指示をして参加したものであったりすれば、労働時間として取り扱われます。診療上の必要性も指導医の指示もなく、自由意思に基づいて参加したものであれば、労働時間には含まれません。実際には、医療機関における規程、慣習、診療と教育研修の内容、上司による指示の具体性などに応じて、個別に判断されます。

・・・

　そもそも、患者の診療に必要な労働時間には裁量労働制を適用することはできませんので、医療機関は医師の労働時間を把握しなければなりません。その際、労働時間に組み入れるべき業務の範囲が問題になる場合があります。

　医療機関においては、診療のために要した時間は労働時間ですが、診療の場面を通じて、コメディカルを含む医療職の教育研修等が行われています。それが医療機関外で行われるものであっても、上司による業務命令に基づいて実施や参加が強制されているものであれば、そのために要した時間は労働時間に該当します。ただし、業務命令があったかどうかは、医療機関の規程、慣習、担当する診療と教育研修の内容、上司による指示の具体的な内容などに応じて、個別に判断されます。

　また、一般に、患者の生命や健康を守ることができるよう医療の業務を適切に遂行するには、科学的な視点が不可欠です。医学や医療技術は常に進歩していますので、向上心の高い医師であるほど積極的に自己研鑽を行います。また、学術活動に参加して、業務を通じて経験した症例を学会で発表したり、診療水準の向上をめざして研究を遂行したりする医師もいます。これらが業務とみなされるのかどうかについても、使用者の権限を行使する立場の医師（管理職に限らず指導する立場の医師。以下、指導医）が業務上必要と考えて指示をしたのかどうかによって、個別に判断されます。

　一般の労働者については、厚生労働省の「労働時間の適正な把握のために使用者が講ずべき措置に関するガイドライン」（平成29年1月20日策定）で、業務に必要な準備行為や後始末、使用者の指示を受けて即時に業務に従事するために待機している時間（手待時間）、参加が義務付けられている研修・教育訓練の受講などは、労働時間として取り扱うことを指導しています。一方、「労働者が使用者の実施する教育に参加することについて、就業規則上の制裁等の不利益取扱による出席の強制がなく自由参加のものであれば、時間外労働にはならない」（昭和26年1月20日付け基収第2875号）という解釈もあります。

　これらを受けて、「医師の研鑽に係る労働時間に関する考え方について」（令和元年7月1日基発0701第9号）が取りまとめられました。この通達によれば、診療に必要なガイドラインの理解や新しい治療法の修得などは、診療の準備行為とみなされ労働時間に該当するとしています。一方、医師が医療機関にいたとしても、自由意思に基づき、業務上必要ではない行為を自ら申し出て、指導医の明示・黙示の指示によらずに行っている場合、労働時間には該当しないとしています。ただし、自己研鑽のために手術を見学している場合であっても、その最中に診療を行う場合は労働時間に該当するとしています。

　実際には、業務上必須ではないものの医師個人が診療に有益と考えて参加した研修に費やした時間は労働時間に含めないのか、指導医が医師個人の技能向上やキャリア形成上から望ましいと考えて参加するよう促した研修や研究に要した時間は労働時間に含めるのか、そもそも医療機関において業務の指示系統が明確ではない場合はどうするのかなど、判断に迷う事例は生じることが予想されます。したがって、各医療機関においては、医師が納得できるような労働時間の定義と把握法を検討しておくことが望まれます。

　向上心や探究心の強い医師は、診療に従事した後も自己研鑽や研究などのために医療機関内にとどまっていることがあります。診療のために必要と考えられる時間は労働時間として医療機関がきちんと把握し、36協定（サブロク協定）の範囲内に制限する必要がありますが、診療に必要とは言えず上司の指示もない時間は労働時間外として区別されます。今後、労働時間の規制が強化されて一定限度内に制限されることから、自己研鑽や研究に一律に参加を強制する指導医は減る可能性があります。その結果、労働時間外に自己研鑽や研究を行うかどうかは医師個人の判断に委ねられる傾向が強まると思われます。

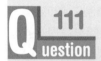

Question 111　医師の労働時間を客観的に把握することは難しいので、自己申告でもよいのですか？

Answer

▶▶▶ Point

　労働安全衛生法に基づく労働時間の状況の把握について、関係省令と行政指導がなるべく客観的に把握するよう指導しています。医師に関する例外的な措置への言及はなく、やむを得ず自己申告により把握する場合は、適正な申告を促し、上長が申告を阻害する言動をしないように指導し、必要に応じて実態調査を行って確認することが望ましいとされています。

　労働安全衛生法第66条の8の3は、事業者が労働時間の状況を把握しなければならな

い義務を規定していますが、罰則は規定されていません。これを受けて労働安全衛生規則第52条の7の3は「タイムカードによる記録、パーソナルコンピュータ等の電子計算機の使用時間の記録等の客観的な方法その他の適切な方法とする」と規定しています。医師に関する例外的な措置に関する規定は見当たりません。

　労働時間は、賃金を支払うために使用者が把握していますが、労働基準法には把握の義務に関する規定はありません。2018年（平成30年）7月の働き方改革関連法では、医師の面接指導を行う必要のある対象者を管理職を含めて選別する必要が生じたため、労働安全衛生法で新たにこの義務が規定されました。従前から賃金不払いの残業が行われないように、2001年（平成13年）4月6日に「労働時間の適正な把握のために使用者が講ずべき措置に関する基準について」（基発第339号）が示されています。この通達は、「始業・終業時刻の確認及び記録の原則的な方法」として、①「使用者が、自ら現認することにより確認し、記録すること」、②「タイムカード、ICカード等の客観的な記録を基礎として確認し、記録すること」を挙げています。そして、自己申告による把握を行わざるを得ない場合の措置として、①「労働時間の実態を正しく記録し、適正に自己申告を行うことなどについて十分な説明を行うこと」、②「自己申告により把握した労働時間が実際の労働時間と合致しているか否かについて、必要に応じて実態調査を実施すること」、③「労働者の労働時間の適正な申告を阻害する目的で時間外労働時間数の上限を設定するなどの措置を講じないこと」を指導しています。

　実際に、この通達は、技研製作所ほか1社事件（東京地裁、平成15年5月19日判決）などで採用され、「使用者には、原則として自ら始業終業の確認をし、又はタイムカード等の客観的記録で確認し、記録を残す義務がある」と判示されており、社会的にはこの通達の考え方が定着しています。この通達は、2017年（平成29年）1月20日に「労働時間の適正な把握のために使用者が講ずべき措置に関するガイドラインについて」（基発0120第3号）として発展的に改正され、前述の条件に追加して、「自己申告制により始業・終業時刻の確認及び記録を行う場合の措置」については、「実際に労働時間を管理する者に対して、自己申告制の適正な運用を含め、本ガイドラインに従い講ずべき措置について十分な説明を行うこと」や「休憩や自主的な研修、教育訓練、学習等であるため労働時間ではないと報告されていても、実際には、使用者の指示により業務に従事しているなど使用者の指揮命令下に置かれていたと認められる時間については、労働時間として扱わなければならないこと」などの条件も示されています。

　医師の労働時間は医療機関が客観的に把握しにくい場合もあることが推察されますが、たとえば診療録に記載された時刻やメールの送信時刻を確認したり、実際に行った業務量から時間を推定して自己申告の内容との整合性を確認したりするなど、使用者ができるだけ客観的に把握できるよう努力することが必要です。

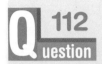

Q112 診療が長時間にわたる場合に、医師の応招義務と労働時間規制はどちらが優先されるのですか？

A n s w e r

▶▶▶ Point

労働時間規制の上限を超えて診療することを拒否しても、医師個人が応招義務に違反したことにならない、と行政解釈されています。勤務時間外であれば、責任は問われないものの、緊急対応が必要な場合は応急処置をとって救急対応の可能な病院等の医療機関に対応を依頼するのが望ましいとされています。

医師法第19条第1項は、「診療に従事する医師は、診察治療の求があつた場合には、正当な事由がなければ、これを拒んではならない」と規定しています。この条文の行政解釈として「病院診療所の診療に関する件」（昭和24年9月10日付け医発第752号）が示され、医師や医療機関が診療を拒む正当な事由に該当しない例として、報酬不払、診療時間外、診療対象者外、天候不良、標榜診療科外が挙げられていました。

しかし、この通知は労働基準法との関係を整理していませんでした。近年、医師の長時間労働が問題となる中で、応招義務の法的性質等を整理した行政解釈として「応招義務をはじめとした診察治療の求めに対する適切な対応の在り方等について」（令和元年12月25日付け医政発1225第4号）が示され、過去の通知より優先されることになりました。

この通知は、まず、医師個人に法令上の応招義務があることに加えて、医療機関も「正当な理由なく診療を拒んではならないこと」が示されています。そのうえで、医師個人が労働基準法に違反することになるような長時間の診療を拒否したとしても、医師個人が応招義務に違反したことにはならない、と解釈しています。その医師が対応できない場合、医療機関としては、別の医師に指示するなどして診療ができるように努めなければならないことになります。そして、医師や医療機関が診療しないことが正当化されるうえで、最も重要な要素は「緊急対応の要否（病状の深刻度）」であり、次に重要な要素は「診療・勤務の時間内外」と「患者と医療機関・医師との信頼関係」であるとしています。そして、事例を整理しています（**表**）。

表 医療機関や医師による診療拒否の正当性

1 緊急対応が必要な場合（病状の深刻な救急患者等）

1）診療時間内・勤務時間内である場合

・医療提供の可能性（他の医療機関による代替可能性）を総合的に勘案して事実上診療が不可能といえる場合でなければ、診療しないことは正当化されない。

2）診療時間外・勤務時間外である場合

・応急的に必要な処置をとることが望ましいが、責任に問われない。

・医療設備が不十分なことが想定され、求められる対応は応急処置等を行ったうえで、救急対応の可能な病院等の医療機関に対応を依頼するのが望ましい。

2 緊急対応が不要な場合（病状の安定している患者等）

1）診療時間内・勤務時間内である場合

・原則として必要な医療を提供する必要がある。ただし、医療提供の可能性（他の医療機関による代替可能性）のほか、患者と医療機関・医師・歯科医師の信頼関係等も考慮して、緊急対応の場合に比べて緩やかに解釈される。

2）診療時間外・勤務時間外である場合

・即座に対応する必要はなく、診療しないことは正当化される。ただし、時間内の受診依頼、他の診察可能な医療機関の紹介等の対応をとることが望ましい。

※「応招義務をはじめとした診療治療の求めに対する適切な対応の在り方について」より抜粋。一部表現を簡略化。

医療機関の医師に対する面接指導とは、どのようなものですか？

Answer

▶▶▶ Point

　医療機関の医師に対しては、医療法が規定する面接指導が行われます。この面接指導は、一定の要件を満たした医師（面接指導実施医師）が、時間外労働の実績が月80時間を超えた医師（面接指導対象医師）に対して、月100時間以上となる前に行うものです。

・・

　医療法第108条（令和6年〈2024年〉4月1日以降は131条）に基づき医療機関の管理者は、医療機関において時間外労働の実績が月80時間を超えた医師（面接指導対象医師）に対し、時間外労働が月100時間以上となる前に一定の研修を受けるなどして要件を満たした医師（面接指導実施医師）による面接指導を行う義務があります（第1項）。

　また、面接指導対象医師は、この面接指導を受ける義務があります（第2項）。ただし、医療機関が指定した面接指導実施医師以外の面接指導を受けた結果を証明する書面を提出してもよいとされています。さらに、医療機関の管理者は、面接指導対象医師の睡眠及び疲労の状況を確認して、面接指導実施医師に対して、その情報を提供する義務があります（第3項）。

　このほか、医療機関の管理者は、面接指導の結果に基づき、当該面接指導対象医師の健康を保持するために必要な措置について面接指導実施医師の意見を聴取し（第4項）、必要があると認めるときは労働時間の短縮、宿直の回数の減少その他の適切な措置を講じなければならない義務があります（第5項）。特に、月155時間を超える場合は労働時間を短縮する具体的な取り組みを講ずる義務があります（第6項）。また、これらの面接指導、面接指導実施医師から聴取した意見、講じた措置の内容を記録して保存する義務があります（第7項）。なお、労働安全衛生法が規定する面接指導を実施済みである場合は、実施が免除されます（第8項）。

　医療法に基づくこの面接指導は、労働安全衛生法に基づく面接指導とよく似ていますが、時間外労働が月100時間以上となる前に実施すること、睡眠の状況を確認すること、面接指導の結果に基づいて講じた措置の内容を記録することなどが異なっています。この面接指導に関する結果は、労働安全衛生法に基づく面接指導や健康診断の結果などと併せて、健康管理の記録として保存して活用することが望まれます。

　面接指導実施医師は、面接指導対象医師が月100時間以上の時間外労働に従事することについて、事実上、不適当と判断することができます。その際、医療機関や面接指導対象医師の双方から不服を言われることもあります。

　したがって、当該医師以外でも実施可能な業務を選別して他の職員や部署で分担させること、業務や職場をより短時間で実施できるよう改善するための方策を示すこと、業務の締切日や実施期限を延長すること、緊急性や重要性の観点から業務の優先順位を整理すること、当該医師に対して健康状態の改善を促すことなどによって、就業適性を確保するための努力を尽くすことが望まれます。連続勤務時間の制限、勤務間インターバルの確保、宿直の免除、業務内容の限定などの条件を付けたうえで月100時間以上の時間外労働への従事を許可することもできます。

　なるべく具体的な方策を助言や指導することが望ましいことから、面接指導実施医師は、普段から当該医療機関における業務や職場環境の実態を把握しておく必要があります。そして、面接指導実施医師は、面接指導の結果を産業医と共有して職場改善が効果的に行われるように努めることが望まれます。いずれの医師も、独立した立場からの助言や指導を期待されていますので、医療機関と面接指導対象医師の双方が希望する措置についてよく聴取したうえで、双方からバランス良く努力を引き出すような取り組みが望まれます。

Question 114　医療勤務環境改善支援センターは、どのようなサービスを提供しているのですか？

Answer

▶▶▶ **Point**

　　医療勤務環境改善支援センターは、医療法に基づいて、医療従事者の勤務環境を改善することをめざして都道府県に設置されたセンターです。労務管理や医業経営の専門家による相談や勤務環境の改善に向けた支援等を行っています。医療従事者の離職防止や医療安全の確保等が達成されることが期待されています。「いきいき働く医療機関サポートWeb（いきサポ）」に関連情報が収載されています。

　2014年（平成26年）に改正された医療法第30条の21第3項が「医療従事者の勤務環境の改善を促進するための拠点としての機能の確保」について都道府県に努力義務を規定したことに基づいて、現在、すべての都道府県が、医療従事者の勤務環境を改善することをめざした「医療勤務環境改善支援センター」（以下、支援センター）を設置しています。

　支援センターでは、医療機関等における勤務環境の改善に関する相談に応じ、情報提供・助言・調査・啓発活動・支援等を行い、その結果、医療従事者の離職防止・医療安全の確保・医療の質の向上・医業経営の安定化・患者満足度の向上などにつながることが期待されています。なお、支援センターの運営には、都道府県の医師会、看護協会、病院団体、社会保険労務士会、医業経営コンサルタント協会、都道府県労働局等の関係団体・関係機関が参画しています。

　また、「医療勤務環境改善マネジメントシステムに関する指針」（平成26年9月26日付け告示第376号）が示すマネジメントシステムにしたがって、各医療機関の管理者や医療従事者が勤務環境を改善する目的意識を共有し、参加型の改善システムによりPDCAサイクルによる取り組みを促しています。相談体制については、医療労務管理アドバイザー（社会保険労務士等）による勤務シフトの見直し、労働時間管理、休暇取得促進、就業規則の作成など労務管理に関する相談とともに、医業経営アドバイザーによる診療報酬、医療制度、医事法制、組織運営など経営管理に関する相談が行われています。そして、タスク・シフティングなどの勤務環境改善の先進的取り組みを行う医療機関に必要経費を補助して、その効果や課題を評価する事業も行っています。

　厚生労働省が開設した「いきいき働く医療機関サポートWeb（いきサポ）（https://iryou-kinmukankyou.mhlw.go.jp/）」には、関連情報が幅広く収載されており、関連する研修会や相談会などの案内のほか、医療機関の勤務環境改善に関する先進的な取り組み事例が紹介されています。

（5） 働き方改革と新たな労働時間管理

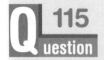

Question 115 「高度プロフェッショナル制度」とは、どのような制度ですか？

Answer

▶▶▶ Point

「高度プロフェッショナル制度」とは、2018年（平成30年）の働き方改革関連法で新設された制度で、労働基準法第41条の2が規定しています。一定の業務に従事する高収入の労働者を対象に、労働時間に関する法令が適用除外される代わりに、健康管理時間という新しい概念が導入され、一定の水準に達した労働者には医師による面接指導の実施が罰則付きで義務付けられるなど健康福祉措置などが実施されます。

　特定高度専門業務・成果型労働制（「高度プロフェッショナル制度」）とは、働き方改革関連法で新設された制度で、労働基準法第41条の2が規定しています。金融商品開発者、為替ディーラー、アナリスト、コンサルタント、研究開発職等の業務に従事する高度な専門的知識を持つ年収1,075万円（＝平均給与額の3倍程度を相当程度上回る額）以上の労働者を対象に、本人が同意すれば「労働時間でなく業務成果で評価される働き方を可能とする」制度です。2007年（平成14年）に検討された自己管理型労働制（ホワイトカラー・エグゼンプション）を大幅に修正したものです。この制度は、管理監督者には該当しない労働者を想定しています。なお、裁量労働制は、労働時間を8時間などとみなす制度であって、労働時間、休憩、休日及び深夜の割増賃金に関する法令の適用を受ける制度です。

　「高度プロフェッショナル制度」では、使用者が、年104日以上、かつ、4週に4日以上の休日を与えること（労働基準法第41条の2第4項）が規定されています。また、「健康管理時間」（＝在社時間と社外勤務時間の合計、労働基準法第41条の2第1項第3号、Q116参照）という新しい概念も導入されます。

　そして、労使委員会において決議した「選択的措置」（労働基準法第41条の2第5項、労働基準法施行規則第34条の2第9～13号、**表1**）のいずれかと「健康管理時間の状況に応じた健康・福祉確保措置」（労働基準法第41条の2第1項第6号、労働基準法施行規則第34条の2第14号、**表2**）の実施が義務付けられます。このうち、健康管理時間が週40時間を超えた時間が月に100時間を超えた労働者に対しては、本人の申出によらず一律に、医師による面接指導を実施しなければならないことが罰則付きで規定されています（労働安全衛生法第66条の8の4、労働安全衛生規則第52条の7の4）。

表1　高度プロフェッショナル制度の適用を受ける労働者に対する「選択的措置」

1）勤務間インターバルの確保（11時間以上）＋深夜業の回数制限（1か月に4回以内）

2）健康管理時間の上限措置（週40時間を超えた時間が1か月に100時間以内又は3か月に240時間以内）

3）連続2週間の休日を年1回以上付与（本人請求があれば連続1週間×2回以上）

4）臨時の健康診断＊（週40時間を超えた健康管理時間が1か月に80時間を超えた労働者又は申出があった労働者が対象）

＊労働安全衛生法に基づく定期健康診断のうち循環器疾患と関連のある項目及び医師による面接指導の項目

表2　高度プロフェッショナル制度の適用を受ける労働者に対する「健康管理時間の状況に応じた健康・福祉確保措置」

1）「選択的措置」のいずれかの措置（表1で労使委員会が決議したもの以外）

2）医師による面接指導＊＊

3）代償休日又は特別な休暇の付与

4）心とからだの健康問題についての相談窓口の設置

5）適切な部署への配置転換

6）産業医等による助言指導又は保健指導

＊＊週40時間を超えた健康管理時間が1か月に100時間を超えた労働者には本人の申出によらず一律に、医師による面接指導を実施する義務あり。

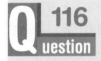

Question 116　「健康管理時間」とは、どのような時間ですか？

Answer

▶▶▶ Point

　「健康管理時間」とは、高度プロフェッショナル制度の適用を受ける労働者の在社時間と社外での勤務時間の合計時間のことです。医師による面接指導の対象者を選定する際など長時間労働を防止するために利用されます。

　「健康管理時間」とは、健康管理のための時間ではなく、特定高度専門業務・成果型労働制度（高度プロフェッショナル制度）の適用を受ける労働者の在社時間と社外で勤務した時間の合計のことです（労働基準法第41条の2第1項第3号）。労使委員会が在社時間から休憩時間を除くことを決議すれば、理論上は労働時間と同じ時間数になります（**表**）。

　この制度では、労働時間に関する法令の適用が除外されますが、使用者は、健康管理時間に基づいて長時間労働を防止するための施策を講じる義務があります。このうち、労働基準法は、年104日以上、かつ、4週に4日以上の休日を与える義務、労使委員会において決議した「選択的措置」のいずれかと「健康管理時間の状況に応じた健康・福祉確保措置」を講じる義務を規定しています（労働基準法第41条の2第1項第4～6号、Q115参照）。

　また、労働安全衛生法は、健康管理時間が週40時間を超えた時間が月に100時間を超えた者に対して、本人の申出によらず一律に、医師による面接指導を実施する義務を罰則付きで規定しています（労働安全衛生法第66条の8の4、労働安全衛生規則第52条の7の4）。

表　健康管理時間の把握（労働基準法案第41条の2第1項第3号）

三　対象業務に従事する対象労働者の健康管理を行うために当該対象労働者が事業場内にいた時間（この項の委員会*が厚生労働省令**で定める労働時間以外の時間を除くことを決議したときは、当該決議に係る時間を除いた時間）と事業場外において労働した時間との合計の時間（第五号ロ及び二並びに第六号において「健康管理時間」という。）を把握する措置（厚生労働省令***で定める方法に限る。）を当該決議で定めるところにより使用者が講ずること。

*賃金、労働時間その他の当該事業場における労働条件に関する事項を調査審議し、事業主に対し当該事項について意見を述べることを目的とする委員会（使用者及び当該事業場の労働者を代表する者を構成員とするものに限る。）
**労働基準法施行規則第34条の2第7項：法第41条の2第1項第3号の厚生労働省令で定める労働時間以外の時間は、休憩時間その他対象労働者が労働していない時間とする。
***労働基準法施行規則第34条の2第8項：法第41条の2第1項第3号の厚生労働省令で定める方法は、タイムカードによる記録、パーソナルコンピュータ等の電子計算機の使用時間の記録等の客観的な方法とする。ただし、事業場外において労働した場合であつて、やむを得ない理由があるときは、自己申告によることができる。

Question 117　「勤務間インターバル制度」とは、どのような制度ですか？

Answer

▶▶▶ Point

　「勤務間インターバル制度」とは、終業から始業までに一定の時間（勤務間インターバル）を確保する制度で、前日の終業時刻が遅くなった際は、翌日の始業時刻を遅らせる必要があります。EUで始められた制度で、働き方改革関連法で健康及び福祉を

確保するための努力義務として規定されました。

・・

　「勤務間インターバル制度」とは、1日の勤務終了後、翌日の出社までの間に、一定時間以上の休息時間（インターバル時間）を確保する仕組みで、労働者の生活時間や睡眠時間を確保するうえで重要な制度です。前日の残業で終業時刻が遅くなった場合に、翌日の始業時刻を遅らせなければならない場合が生じます（図）。働き方改革関連法により労働時間等設定改善法第2条第1項が改正され、健康及び福祉を確保するための事業主による努力義務として規定されました。

　この制度は科学研究の成果として提唱されたものではありませんが、1993年にEU労働時間指令（Directive93/104/EC）により加盟国に対して「24時間ごとに少なくとも連続11時間の休息期間（a minimum daily rest period of 11 consecutive hours per 24-hour period）」を確保するよう求めたこと（表）から、わが国でも導入が検討されてきました。現在、わが国の法令では具体的な時間は示されていませんが、中小企業を対象に時間外労働等改善助成金（勤務間インターバル導入コース）の制度で普及の促進が図られていて、この助成金申請に必要なインターバルは9時間以上とされています。また、医療法に基づく医療従事者の勤務環境の改善においても、医師の時間外・休日労働が36協定（サブロク協定）を超える場合には、勤務間インターバルを9時間確保することになっています。

　「勤務間インターバル制度」を導入するには、労働時間や賃金に関する就業規則の変更に加えて、社内関係部署との調整や顧客への連絡も必要となり、労使双方の理解に加えて取引先企業の協力が求められます。そのため、労働時間等の設定の改善に関する特別措置法第2条第4項は、「事業主は、他の事業主との取引を行う場合において、著しく短い期限の設定及び発注の内容の頻繁な変更を行わないこと……等取引上必要な配慮をするように努めなければならない」と規定しています。

　過労死等防止対策推進法に基づく「過労死等の防止のための対策に関する大綱」（令和3年7月30日閣議決定による改正）では、「勤務間インターバル制度」を導入している企業割合を2025年（令和7年）までに15％以上とすることが目標として設定されています。今後、長時間労働による健康障害を防止する対策の1つとして勤務間インターバル制度の普及が期待されています。

表　EU労働時間指令の主な規定（2003年改正）

1）24時間ごとに少なくとも連続11時間の休息期間を与えること（第3条）
2）6時間を超える労働ごとに休憩時間を設けること（第4条）
3）7日ごとに少なくとも連続24時間の休息期間を与えること（第5条）
4）時間外労働を含めた平均労働時間が週48時間を超えないこと（第6条）
5）4週間以上の年次有給休暇を付与すること（第7条）
6）夜間労働者の労働時間は24時間ごとに平均8時間を超えてはならないこと（第8条）
7）夜間労働者の危険又は高度な心身負荷のある作業は24時間で8時間以内としなければならいこと（第8条）
8）夜間労働者に無料の健康診断を受けて、その結果によっては日勤に転換される権利を与えること（第9条）

出典：Directive2003/88/EC of the European Parliament and of the Council of 4 November 2003 concerning certain aspects of the organization of working time (https://eur-lex.europa.eu/legal-content/EN/ALL/?uri=CELEX:32003L0088)

図　健康及び福祉を確保するために必要な終業から始業までの時間
（勤務間インターバル）を11時間とした場合の始業時刻の調整

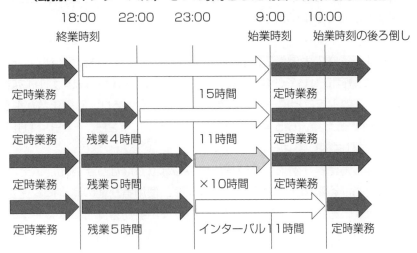

2　長時間労働対策の実際と事業者の責務

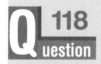

118 Question　年次有給休暇の消化義務を使用者に課すとは、どういうことですか？

Answer

▶▶▶ Point

　年次有給休暇は、本来、使用者が付与し、労働者が申請して取得して消化するものです。その際、事業の正常な運営を妨げる事情があれば、使用者が申請を拒否して時季の変更を求めることができます。また、付与日数のうち5日を除いた日数は、労使協定を結べば、計画的に付与することもできます。現状では年次有給休暇の取得率が低いため、働き方改革関連法により、使用者に対して、年次有給休暇が10日以上付与されている労働者には、労働者の希望を尊重した上で5日間消化させる罰則付きの義務を規定しました。労働者による消化を徹底するには、使用者が時季を指定して計画的に付与することでも構いません。

- -

　週に5日勤務する通常の労働者であれば、使用者は、6か月間継続勤務し、そのうち8割以上出勤した労働者に対して、年次有給休暇を最低10日付与しなければなりません。その後、継続勤務年数1年ごとに一定日数を加算する必要があり、勤続年数が1.5年、2.5年、3.5年、4.5年、5.5年、6.5年で、それぞれ、11日、12日、14日、16日、18日、20日を付与しなければなりません。

　年次有給休暇は、労働者が請求した時季に付与しなければなりませんが、その時季が事業の正常な運営を妨げる事情が認められる場合には、使用者が他の時季に変更するよう求めることができます（労働基準法第39条第4項）。使用者が労働者による時季の指定を拒否して変更を求める理由の合理性は、事業の内容、規模、業務内容、業務の繁閑、年休日数、他の労働者との調整、使用者による配慮努力など総合的に判断されますが、日常的な業務繁忙や人手不足は変更させる理由として不十分と考えられています。

　また、年次有給休暇は、付与日数のうち5日を除いた日数は、労使協定を結べば、企業としての連休を作るなど計画的に付与することができます。一方、5日間は個人的な事由による取得のために留保しておく必要があります（労働基準法第39条第5項）。

　実際の年次有給休暇の取得率は56.3％（2019年〈令和元年〉）で、先進国の中でも低い水準です。政府は「第5次男女共同参画基本計画」でワーク・ライフ・バランスを実現するために「2025年（令和7年）までに有給休暇の取得率を70％にする」という目標を掲げています。そこで、働き方改革関連法改正では、労働基準法第39条に第7項を追加して、年次有給休暇が10日以上付与されている労働者には、年次有給休暇5日以上

を消化することを企業に罰則付きで義務付けることにしました（表）。そして、使用者は労働者の希望を尊重したうえで5日間の休暇を消化する時季を指定することができるとされました。また、すべての労働者が年休を消化することを確認することは難しいので、あらかじめ計画的に付与しても構わないこととされました。

表　年次有給休暇5日消化義務

対象
　年次有給休暇10日以上の労働者
方法
　労働者による年次有給休暇5日以上の消化を使用者に義務化
　使用者は労働者の希望を尊重の上で5日は時季指定が可能
罰金
　消化5日未満の労働者1人当たり最大30万円
運用
　労働者の請求時季に与えた場合又は労使で協定し計画的に付与した場合は義務なし
　使用者指定休日に実際は就業していた場合は、休日の消化と認めない

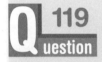

Q119 Question 事業者は、労働者が年次有給休暇を取りやすくするには、具体的にどうすればよいですか？

Answer

▶▶▶ Point

　年次有給休暇を取得しやすい環境づくりのためには、労使間や労働者間の話し合いによって業務量の調整などで相互に協力すること、及び取得状況を把握して必要な勧奨を行うことが重要です。

　年次有給休暇は、労働者が育児や介護等を含めて豊かな生活を送るうえで必要な時間を確保し、心身の疲労を回復させ、健康で充実した生活と就業をするために、適切に取得することが不可欠と考えられています。年次有給休暇を取得しやすい環境づくりのためには、まず、年次有給休暇を取得することの意義を再確認し、取得することが職場に迷惑をかけることであるといった雰囲気をなくし、労使双方が職場の現状に合わせた休暇の取得方法を定期的に話し合う機会を設けることが望まれます。

　たとえば、労働者間で各人の休暇の取得状況が分かるようなカレンダーを掲示して、休暇を取得していない労働者に取得を勧奨したり、業務量の調整や労働者間の協力を促したり、部署ごとに年休取得の計画を立てて責任者が定期的に報告したりするなどの対策を講

じている事業場があります。なお、労働基準法は、使用者は、「有給休暇を取得した労働者に対して、賃金の減額その他不利益な取扱いをしないようにしなければならない」ことを規定しています（労働基準法第136条）。

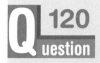

事業者は、年次有給休暇を取得していなかった労働者に過重な業務の負荷による健康障害を生じた場合、何らかの責任に問われますか？

Answer

▶▶▶ Point

　労働者の権利である年次有給休暇を取得していなかったことについて、通常、事業者が責任を問われることはありません。ただし、実態として、年次有給休暇を請求しても取得できない状態があり、過重な業務の負荷による健康障害が発生した場合は、労働基準法に違反した状態であったことの刑事責任が厳しく問われます。

・・・

　年次有給休暇は、雇入れの日から6か月間継続勤務し、その間の全労働日に対して8割以上出勤した労働者に対して最低10日を付与しなければなりません。また、週所定労働時間が30時間未満（1週間の所定労働日数が4日以下）のいわゆるパートタイム労働者については、その勤務日数に応じて比例付与しなければなりません。年次有給休暇の取得は、基本的には労働者の権利ですから、それを労働者が行使していなかったからといって、通常、事業者が責任に問われることはありません。ただし、年次有給休暇の取得には、労働者個人の意思とともに、使用者による労働者が休暇を取得しやすい環境づくりが大切です。とりわけ、過重な業務の負荷がある労働者に対しては、年次有給休暇の取得を使用者から積極的に勧奨することが望まれます。さらに、実際に、過重な業務の負荷による健康障害を生じた場合に、使用者が年次有給休暇を取得できない状態を放置していたなど、労働時間短縮に向けた対策を怠っていた場合は、刑事責任が厳しく問われる可能性があります。

　このことに関連して、厚生労働省労働基準局は、「過重労働による健康障害防止のための総合対策について」（令和2年4月1日付け基発0401第11号）において、「過重労働による業務上の疾病を発生させた事業場であって労働基準関係法令違反が認められるものについては、司法処分を含めて厳正に対処する」と指導しています。特に、面接指導などで、医師の意見により労働時間を短縮する必要性などが指摘されていたにもかかわらず、本人が年次有給休暇の取得ができず、健康障害が発生した場合には、民事上の安全配慮義務を怠ったことについても過失責任を厳しく問われる可能性があります。

 **121** 事業者は、長時間労働による健康障害を防止する対策として具体的に どのようなことを実施すればよいのですか？

Answer

▶▶▶ Point
　長時間労働による健康障害防止対策における最優先事項は、労働者に過重な労働を させないことです。

. . . .

　長時間労働を解消するための具体的な方策としては、マンパワーや適性を考慮した業務 配分を行う、定時退社日を導入する、変形労働時間制を導入する、休暇を取得しやすい環 境づくりを行う、職場の状況に合わせた年間計画を作成する、休憩の取りやすい雰囲気づ くりを行う、適正な勤怠管理を行う、作業環境を整える、などが挙げられます（Q122、 Q123参照）。

　業務の都合上、やむを得ずに長時間労働に陥ってしまった労働者に対しては、声かけに より体調の変化を把握する、相談できる医師を確保する、法で求められている面接指導体 制を構築し面接指導を実施する、などを行うことによって、労働者の健康状態が悪化しな いように配慮することが望まれます。

122 一定時間内の業務効率を向上させるための理論や手法はありますか？

Answer

▶▶▶ Point
　業務効率を向上させるためには、労働時間または人件費当たりの付加価値 （Productivity: P）を高めることをめざします。「PQCDSME」、「ECRSの原則」、「か んばん方式」などの生産管理の手法があります。

. . . .

　業務の効率化は企業にとって永遠の課題です。産業界における人材、設備、資材、エ ネルギーの科学的な管理技術を探究する学問はインダストリアル・エンジニアリング （Industrial Engineering: IE）と呼ばれています。そのうち生産管理に関する領域は生

産工学と呼ばれています。

　生産管理に科学的な手法を最初に取り入れたのは、19世紀後半のアメリカ合衆国で活躍したフレデリック・テイラーです。その基本原則は、「単純化（Simplification）」、「標準化（Standardization）」、「専門化（Specialization）」で、「３S」と呼ばれます。テイラーは、鉄鋼業において、熟練工が行う工程を単純作業の組み合わせに分解し、最適な条件で標準化された作業方法や工具を使って、得意な分野を専門に集中して作業させることによって、作業者によるムラをなくしました。そして、繰り返し作業の所要時間を計測し、ムダな動作などをみつけ作業を標準化することで、生産効率を向上させました。

　20世紀になり、自動車製造大手のフォードがベルトコンベアで生産ラインを動かして工程をつなげることで人間や道具の移動を減らし、一層の効率化による大量生産を実現させたことにより、ライン生産の手法は先進諸国に広まりました。しかし、ライン生産は作業者の筋骨格系に局所負担を生じることが課題となり、徐々に機械化や自動化が推進され、複雑な組立作業にもロボットが対応できる時代になりました。その結果、現在、人間にはより統合的で創造的な業務が期待されるようになり、精神的な負担が課題となっています。

　さて、製造業において顧客が製品に求める３つの条件は、⑴品質（Quality: Q）、⑵価格（Cost: C）、⑶納期（Delivery: D）です。品質の良いものをなるべく安く早く納入することが付加価値（Productivity: P）を高めます。その基盤となるのは、企業が保有する設備、人材、技術、情報などですが、日々の生産管理では、「安全（Safety: S）の確保」、「士気（Morale: M）の向上」、「環境（Environment: E）への配慮」に注目します。顧客や労働者に事故が生じ、労働者のやる気や団結力が低く、二酸化炭素排出量や廃棄物が多いと、保有する資源が豊かであっても効率的に付加価値を生むことができません。このうち安全確保の基本対策は「整理（不用品の廃棄）」、「整頓（合理的な物品配置）」、「清掃」で、これらも「３S」と呼ばれます。これらに「清潔（３Sの維持）」と「躾（規程の遵守）」を加えた「５S」が広く推進されています。そして、生産管理の分野では、これらをすべてまとめて「PQCDSME」と呼び重視しています。

　近年、サービス業も含めて業務効率を改善するための手法として「ECRS（イクルス）の原則」（表）と呼ばれるものがあります。業務のムダを徹底的に排除（Eliminate: E）し、類似した機能や同時に実施できる作業は結合（Combine: C）し、作業が効率的に実施できるように作業方法や担当者を組替（Rearrange: R）し、簡素化（Simplify: S）します。一般に、業務改善の効果はE＞C＞R＞Sとされていますので、E→C→R→Sの順に改善策がないか検討します。そして、改善策の実施費用、容易さ、効果の大きさを総合的に評価して、優先順位をつけて実施していく手法です。

　わが国における生産管理への取り組みとして有名な手法は、トヨタ自動車によるものです。同社では、ムダの排除に注目して、①作り過ぎのムダ、②手待ちのムダ、③運搬のムダ、④加工そのもののムダ、⑤在庫のムダ、⑥動作のムダ、⑦不良品を作るムダを「７つのムダ」と呼び、徹底的に洗い出しています。個別の作業を分析して、「ムダな作業」（付加価値を生まない作業）は排除し、「付随作業」（本来はムダながら現状ではやらなければ

ならないもの）は改善し、「正味作業」の割合をなるべく高めるような取り組みを推進しています。また、ムダ、ムラ、ムリを「３ム」、「ダラリ」、「３Ｍ」などと呼んで、効率と同時に品質や安全も改善する取り組みを実践しています。もともと、トヨタ自動車の原点である豊田自動織機では、糸切れが発生した時に機械が自動停止して不良品を製造しない仕組みが組み込まれていました。トヨタ自動車は、不良品を検査で発見するよりも製造しないほうがムダが少ないという考えのもと、これを人間の作業にも適用して、「問題があれば機械を止めて、問題の原因を調べて改善する」ことを徹底しています。同社は、「もっと良いものを、もっと楽に、もっと無駄なく」生産することをめざして職場や作業の改善を常に追求しており、これを海外では「Kaizen」と呼んでいます。加えて、問題事象が発生すれば、「なぜ」を５回繰り返して、真の原因を追究する活動を通じて根本的な原因を抽出し、すぐに解決策を実施しており、これは「なぜなぜ分析」と呼ばれています。

　さらに、同社は、必要なものを、必要な時に、必要なだけ調達して在庫を抱えない「ジャスト・イン・タイム」と呼ばれる考え方を採用しています。新しい箱から部品を取り出すごとに発注する部品の数量と時刻を記入した「かんばん」と呼ばれる作業指示書を発行する方式（かんばん方式）によって生産現場の３ムを減らし、業務効率を向上させることに成功しました。かんばん方式は、現在、サービス業を含めて「タスク管理」として発展し

表　生産管理における改善に関するECRSの原則

1　排除（Eliminate: E） 付加価値を生みにくい作業や物品等の洗い出し 過剰サービスや追加オプションの見直し 不要な規程、書類、資料、物品等の排除 不要な移動、会議、相談、承認、待機等の排除
2　結合（Combine: C） 類似した作業の同時集中実施 類似した機能や組織の合体 物品の一括発注や一括配送 会議の同時開催 移動時間を利用した作業
3　組替（Rearrange: R） 作業手順や担当業務の合理的な組替 作業者や製品の動線短縮 会議資料の事前配布による読み込みや準備 共同利用可能なデスクや情報端末の設置 遠隔作業の実現
4　簡素化（Simplify: S） 作業の単純化やマニュアル化 作成資料や作業手順の簡素化 文書や画像の電子化 呼称のコード化 テンプレートの整備と利用

ています。個人と組織それぞれが実施すべき業務（タスク）の種類と量をカードに書いて掲示して、なるべく定量的に可視化（見える化）することで明確化し、組織で共有してカテゴリ化し、優先順位を付けて整理します。近年は、社内システム上でタスク管理が行われています。

 **123** 長時間労働者の時間外労働や休日労働を削減するための、具体的な手法はありますか？

Answer

▶▶▶ Point

　長時間労働者に業務を指示している上司が、付加価値を生じにくい無駄な業務を抽出して削減し、業務の過多を生じている原因を追究して、その原因の解消に努め、本人が担当する業務を削減し、他の労働者に協力させたり、担当者を増員したりします。また、文書作成や会議の時間を削減し、長時間労働を美化する意識を解消し、長期休暇を取りやすい職場の雰囲気を醸成するよう促します。

　労働時間を削減するには、業務を指示する上司が、長時間労働を解消することの重要性及び法令や労使協定（36協定＝サブロク協定）を遵守することの必要性を十分に理解し納得していることが前提となります。そして、時間外労働が生じる原因を分析して時間外労働を削減できる対策（表）を講じることが不可欠です。

　具体的な手法は、職場の上長が、労働者ごとの業務とその遂行の実態を観察したり聞き取ったりして、定量的に可視化（見える化）します。当該月は、長時間労働に陥っている労働者に無駄な業務や緊急性の高くない業務を中止させ、高い付加価値を生じ得る業務のうち他の労働者ではすぐに代行できないものに専念させます。多種類の業務があるときは、表やカードに書き出して優先順位を付けて順次処理するよう指導します。電話や窓口の応対を免除して業務に集中できる個人時間を確保させます。すぐに必要ではない付帯業務などは後回しにするか、他の労働者に振り分けます。会議など集団活動への本人の参加は、免除や代行ができないか検討します。社内の熟練者以外でも可能な業務があれば、マニュアル化して派遣労働者やパートタイム労働者を採用して担当させたり、社外に外注したりします。また、専念させる業務の納期を後ろ倒しできないか関係部署と交渉します。そして、専念させる業務を補佐できる者を新たに配置できないか人事部署と交渉します。

　さらに、翌月以降に向けて、長時間労働が発生した原因を解消するための対策を検討します。そして、障害となっている原因があれば除去するとともに、業務量、業務分担、業

務遂行方法、人員配置を見直して、中長期的な視点から組織を改革し、魅力ある職場づくりや人材育成のための計画を立てます。なお、長期にわたり長時間労働が継続している場合は、その業務を遂行するための設備、人材、技術、情報等の基盤が不足している可能性が高いことから、基盤の整備を急ぐ必要があります。そして、一定期間にわたり利益が生じていないと判断した場合は、外注化や事業撤退を検討すべきです。

文書作成の時間を削減する対策として、組織内で共用できるテンプレートを準備しておきます。データ等の転記や繰り返し入力をしている資料はそのまま転用するなどして削減します。また、社内会議用の資料や活用頻度の低い資料は、内容や論理が伝われば十分なので、体裁や配色などデザインに凝りすぎないようにします。

会議の時間を短縮する対策として、参加者を厳選し、時間前に集合する習慣を付け、資料を事前に配布し読み込んでおくよう求め、開始時には終了時刻と到達目標を明確にします。また、会議をしている様子が居室などから透けて見えるようにすることも有効です。

事業場全体で長時間労働を削減する場合は、強制的に退社を促すために、一斉消灯や電源遮断、玄関や入構ゲートの施錠、ノー残業デーの実施といった対策を講じます。その際、実質的な効果が得られるように、事前の周知や広報とともに例外的な措置を申請する方法を検討しておく必要があります。

労働生産性が全くない労働時間は、承認待ちのための待機、会合のための人の移動、社内における物品の配達や運搬、資料の検索といった活動に費やされる時間です。これらを削減するためには、個人の予定を社内で閲覧できる権限を合理的に設定し、文書の承認手続きを簡素化し、担当者が不在でも業務プロセスが滞らないような仕組みを作り、遠隔地からの会議参加のための通信回線を確保し、手待ち時間中にも他の業務が遂行できるような設備を準備し、移動のための動線は短縮し、資料は検索しやすいようにあらかじめ整頓

表　長時間労働が発生する主な原因と対策

1　低付加価値業務（会議、確認、単純入力、印刷、中間資料作成、準備、後始末）

　→業務の廃止、会議時間の設定、資料の事前配布、派遣・パート化

2　ロス時間（待機、移動、通勤、社内配達、社内運搬、資料検索）

　→予定管理法の見直し、承認手続きの簡素化、権限移譲、遠隔会議、業務の並行実施、動線短縮、整理整頓、出張時の直行直帰、在宅勤務の検討

3　業務過多（特定個人への集中、担当業務の細分化、要員不足、顧客からの短納期要求）

　→業務の書き出しと分担再編、優先処理業務の明確化、付帯業務等の削減、会議出席の免除、社内用資料の簡素化、納期の再調整、組織内の情報共有と相互協力、人材育成、増員

4　業務繁閑（季節変動、組織間繁閑差）

　→業務の集約と再編、組織間の相互協力、組織の簡素化と平坦化、変形労働時間制の採用

5　個人時間不足（頻繁な招集機会、騒音、来訪者や電話等による中断）

　→会議の削減、騒音防止対策、電話の留守番機能活用、予定表上の個人時間確保

6　残業常態化（長時間労働の美化や他責化、残業手当請求、長時間営業、時間外の電話応対）

　→慣習の撤廃、残業削減の目標化、営業時間の見直し、対応時間の短縮、強制退社

しておくなどの対策を講じます。

　労働時間には含まれないものの、通勤時間を短縮することはワーク・ライフ・バランスの達成に有効です。そこで、出張時には自宅からの直行直帰と翌日報告を許可し、出張先になるべく近い宿泊施設の利用を許可します。また、情報の安全管理を徹底したうえで、在宅勤務が可能な業務を切り出します。

　長時間労働を美徳や他責と考える意識を改革することも大切です。たとえば、いつも残業している労働者は、愛社精神があり、就業モラルが高く、知識や技術の向上意欲も高いという評価を受ける場合があります。また、上司が退社するまで残業することや残業手当を請求することが慣習化し、所定労働時間内は業務効率化を諦めていたり意図的に緩慢な就業行動を取っていたりして、不要な長時間労働が発生している場合もあります。そこで、管理職を評価する指標に部下の時間外労働時間や休日出勤を組み入れたり、長時間労働者がいる場合はその上司に通知して注意したりして、職場ごとに長時間労働の削減をめざした活動を実践させ、長時間労働は回避すべき事象であるという認識を浸透させます。

　そして、わが国も欧米諸国と同様に長期休暇を取得するよう促します。たとえば、従業員ごとにあらかじめ休暇を取得する時期を申告させて、組織内でカレンダーを作成して共有しておくことで、長期休暇を取得しやすい雰囲気を醸成します。

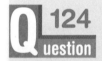

Ｑ124 Question 労働者自身の判断で働いていても、健康障害が発生したら使用者は責任を問われますか？

Answer

▶▶▶ Point

　原因が業務であった場合や会社が合理的に実施しておくべき対策を講じなかった場合などには、使用者は一定の責任を問われます。

· ·

　労働者に健康障害が発生した際には、たとえ労働者自身の判断で働いたのであっても、その業務は会社が指示したと考えられます。したがって、その原因が業務であった場合や会社が合理的に実施しておくべき対策を講じなかった場合などには、使用者は一定の責任を問われることになります。

　健康障害の主な原因が業務であると判断されるような場合には、労働者の故意や重大な過失がない限りは、一定の範囲で使用者が責任を問われます。具体的には、労働安全衛生法など法令が規定していることを遵守している場合は、使用者が刑事責任を追及されることはありません。また、療養や休業補償の費用の支払いといった災害補償の責任について

は、被災者や遺族が労災保険を請求し、業務上疾病と認定されれば、労災保険から支給されることになります。

　使用者に対する民事上の損害賠償の責任や社会的な責任に関しては、使用者が健康障害の発生を予見できた可能性と、それを回避する合理的な対策を実施できた可能性から安全配慮義務に違反した過失の割合が判断されることになります。ただし、被災者や遺族が責任を追及したいと考えるか、あるいは世論や報道機関の対応はどうかなどによって、事例ごとに異なります。

Question **125** 仕事が原因で労働者が精神障害を生じた場合、使用者は民事上の責任を負うことがあるのですか？

An**s**w**e**r

▶▶▶ **Point**

　業務が原因で労働者に精神障害が発生した場合に、使用者が民事上の責任を負うことはあります。ただし、事例によってさまざまな場合が考えられます。

　被災者が労働基準監督署に労災保険の給付請求を行い、業務が主な原因で労働者が精神疾患を生じたことが認められた場合、業務上疾病と認定されて、労災保険から療養費等が支給されることになります。この場合、使用者は労災保険に強制加入し保険料を納めているわけですから、労災保険が補償した内容について改めて損害を賠償する責任はありません。

　しかし、このような業務上疾病を発生させた原因について、使用者に法令の違反や安全配慮義務の不履行があれば、その責任を問われることがあります。また、業務上疾病と認定されなかった場合や労災保険の請求が申請されなかった場合においても、労働者に精神障害が発生した原因について、使用者に法令の違反や安全配慮義務の不履行があれば、その責任を負うことがあります。このうち、法令の違反については、労働基準監督署が、違反の程度に応じて刑事手続きや行政指導を行います。また、安全配慮義務の不履行については、休業補償の一部や慰謝料など労災保険が補償していない内容についての損害賠償を請求する根拠とされ、裁判所が、過失の程度に応じて企業に賠償金の支払いを命じます。

　ちなみに、安全配慮義務の内容については、最高裁が民間の事業者に対して最初に安全配慮義務を認定した判決の文中で、「使用者は、……労働者が労務提供のため設置する場所、設備もしくは器具等を使用し又は使用者の指示のもとに労務を提供する過程において、労働者の生命及び身体等を危険から保護するよう配慮すべき義務（安全配慮義務）を負っている」（川義事件・最高裁第3小法廷、昭和59年4月10日判決）と示しています。

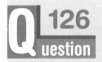

長時間労働に対して、労働基準監督署による監督指導が強化されているのですか？

Answer

▶▶▶ Point

　「日本再興戦略」改訂2014（平成26年6月24日閣議決定）を受けて厚生労働省は2014年9月に厚生労働大臣を本部長とする「長時間労働削減推進本部」を設置しました。その後、東京労働局と大阪労働局に「過重労働撲滅特別対策班（かとく）」の新設、47都道府県労働局に「働き方改革推進本部」の設置や「過重労働特別監督監理官」の任命、厚生労働省労働基準局監督課に「過重労働特別対策室」の設置、労働基準監督官の増員などを行って長時間労働等に対する監督指導を強化しています。

・・・

　2012年（平成24年）12月、アベノミクス「第三の矢」の成長戦略に「働き方改革」が掲げられ、「日本再興戦略」改訂2014（平成26年6月24日閣議決定）に「働き過ぎ防止のための取組強化」が盛り込まれました。また、2014年6月に過労死等防止対策推進法が公布されたことも受けて、同年9月に厚生労働省は「長時間労働削減推進本部」（本部長：厚生労働大臣）を設置し、長時間労働削減の取り組みを始めました。

　さらに、2015年（平成27年）1月に都道府県労働局に「働き方改革推進本部」を設置し、同年4月に東京労働局と大阪労働局に過重労働事案に対応する特別チーム「過重労働撲滅特別対策班（かとく）」を新設し、同年7月には働き方改革推進本部に「働き方改革推進プロジェクトチーム」（主査：事務次官）を設置して、**表1・表2**に示すように長時間労働対策を強化してきました。2016年（平成28年）4月に厚生労働省は労働基準局監督課に「過重労働撲滅特別対策班」を設け、2017年（平成29年）4月には専任者を置く「過重労働特別対策室」に格上げするとともに全国の労働基準監督官も増員して、長時間労働等に対する監督指導を強化しています。

表1　「過重労働解消キャンペーン」の重点監督の実施結果

年　　　度	重点監督	時間外労働*	健康障害防止措置	
			未実施*	不十分**
2014年（平成26年）	4,561	2,304	72	2,535
2015年（平成27年）	5,031	2,311	675	2,977
2016年（平成28年）	7,014	2,773	728	5,269
2017年（平成29年）	7,635	2,848	778	5,504
2018年（平成30年）	8,494	2,802	948	4,932
2019年（令和元年）	8,904	3,602	1,832	3,443
2020年（令和2年）	9,120	2,807	1,829	3,046

＊　是正勧告書の交付、＊＊　指導票の交付

表2　2014年（平成26年）以降に長時間労働等に対して講じられてきた措置

2014年（平成26年）6月	過労死等防止対策推進法の公布、毎年11月を「過労死等防止啓発月間」と規定
2014年（平成26年）9月	厚生労働省「長時間労働削減推進本部」（本部長：厚生労働大臣）を設置、同本部に「過重労働等撲滅チーム」と「働き方改革・休暇取得促進チーム」を設置、「労働条件相談ほっとライン」の開設
2014年（平成26年）11月	「過重労働解消キャンペーン」を実施（以後、毎年実施、表1参照）、「過重労働解消相談ダイヤル」の実施、「過労死等防止のためのシンポジウム」の開催、「過重労働解消のためのセミナー」の実施
2015年（平成27年）1月	全国47労働局に「働き方改革推進本部」の設置、月100時間超の残業が行われた全事業場等に対する監督指導、「長時間労働削減推進本部」に「省内長時間労働削減チーム」を追加設置
2015年（平成27年）4月	東京労働局と大阪労働局に「過重労働撲滅特別対策班（かとく）」を新設
2015年（平成27年）5月	「企業名公表制度」を創設
2015年（平成27年）9月	「こころほっとライン」の開設
2016年（平成28年）4月	厚生労働省労働基準局監督課に「過重労働撲滅特別対策班（かとく）」を新設、全国47都道府県労働局に「過重労働特別監督監理官」を任命、月80時間超の残業が行われた全事業場等に対する監督指導
2016年（平成28年）6月	親事業者の下請法等の違反が疑われる事業場の中小企業庁・公正取引委員会への通報
2016年（平成28年）11月	「霞が関働き方改革推進チーム」を設置
2016年（平成28年）12月	「過労死等ゼロ」緊急対策公表
2017年（平成29年）1月	違法な長時間労働等を2事業場で行う企業等への全社的監督指導、企業名公表要件の拡大
2017年（平成29年）3月	内閣総理大臣の私的諮問会議「働き方改革実現会議」が「働き方改革実行計画」を公表
2017年（平成29年）4月	「過重労働撲滅特別対策班」を「過重労働特別対策室」に改組、労働基準監督官の増員
2017年（平成29年）6月	「休み方改革官民総合推進会議」の設置
2017年（平成29年）7月	「大人と子供が向き合い休み方改革を進めるための「キッズウィーク」総合推進会議」を開催
2018年（平成30年）4月	全国47都道府県に「働き方改革推進支援センター」を設置
2018年（平成30年）7月	働き方改革関連法の公布

2018年（平成30年）12月	「短時間・有期雇用労働者及び派遣労働者に対する不合理な待遇の禁止等に関する指針」（同一労働同一賃金ガイドライン）の告示
2019年（令和元年）1月	文部科学省「学校における働き方改革推進本部」の設置
2019年（令和元年）4月	働き方改革関連法の施行
2019年（令和元年）6月	「大企業・親事業者の働き方改革に伴う下請等中小事業者への「しわ寄せ」防止のための総合対策」を策定
2020年（令和2年）4月	時間外労働上限規制の中小企業への適用開始、「時間外労働等改善助成金」を「働き方改革推進支援助成金」に変更
2020年（令和2年） 7月〜9月	「ワークライフバランス推進強化月間」を「働き方改革推進強化月間」に変更
2021年（令和3年）4月	パートタイム・有期雇用労働法（（同一労働同一賃金）の中小企業への適用開始

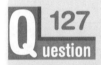
血圧の値がどれくらいになったら、残業を控えさせるべきですか？

Answer

▶▶▶ Point

　法令、行政指針、学術指針には、法定時間外労働や休日労働をさせてはならない血圧の値は示されていません。残業を控えさせるかどうかについては、産業医等の医師が、個々の健康状態と仕事の実態を勘案して総合的に判断すべきです。

　血圧は、心筋梗塞や脳卒中など循環器疾患の発生に強く関わるリスクですが、血圧の上昇とともに徐々にリスクが高まるのであり、明らかな閾値は存在しません。

　また、血圧の上昇は、法定時間外や休日における労働時間の長さが影響する可能性はありますが、そのほかに、本人固有の要因（遺伝的素因、年齢、合併症の有無など）、業務の要因（身体負荷、心理的ストレスなど）、業務外の要因（喫煙、飲酒、服薬の有無、睡眠時間、家事の負担、趣味、生活面の心理的ストレスなど）も関係しますので、個人ごとに大きく異なります。したがって、残業の禁止や制限については、これらの要因を包括的に把握している産業医等の医師が、個々の健康状態と仕事の実態を勘案して総合的に判断すべきです。

長時間労働者のメンタルヘルス対策は、産業医に依頼すると実施してもらえるのですか？

Answer

▶▶▶ Point

メンタルヘルス対策を実施する主体は、産業医ではなく事業者で、産業医は専門的な視点から助言や指導などを行います。

・・・

　長時間労働は、一部の精神障害の原因になることがあると考えられていますので、長時間労働対策として、職場におけるメンタルヘルス対策を推進することは有効と考えられます。その際、メンタルヘルス対策を実施する主体は、産業医ではなく事業者です。産業医は、労働者の健康管理に関する専門的な視点から事業者の実施するメンタルヘルス対策に助言や指導などを行います。なお、厚生労働省は、職場のメンタルヘルス対策に関して「労働者の心の健康の保持増進のための指針」（平成27年11月30日付け健康保持増進のための指針公示第6号）を示していますので、この内容にしたがって職場のメンタルヘルス対策を推進するのが望ましいと考えられます。

　「指針」は、メンタルヘルス対策の実施に際して、まず、事業者が労働者に対してメンタルヘルス対策を積極的に推進することを表明すること、そして、労働者自身のセルフケア（労働者自身がストレスに気づき、ストレスに対処するための知識や方法を身につけてもらうこと）及び職場上司などのラインによるケア（部下の労働者の状況を日常的に把握している管理監督者が、職場の具体的なストレス要因を把握し、その改善を図り、労働者の相談に対応して専門職につなげること）を中心に、実施可能な事項から推進することが望ましいとしています。たとえば、労働者、管理監督者、家族等からの相談に対応できる体制を整備して、そこで把握した情報を基に労働者に対して必要な配慮を行うこと、産業医や事業場外の医療機関につなぐネットワークを整備することが望ましいとしています。

　しかし、小規模事業場においては、メンタルヘルス対策を実施するために必要な産業保健スタッフを確保できない場合が多いため、「メンタルヘルス推進担当者」として衛生推進者または安全衛生推進者を選任して、事業場外の専門家や主治医などとの窓口としての役割を与えること、また、地域産業保健センター等の事業場外の資源を活用することが望ましいとしています。

　ここで、産業医の役割は、事業場が心の健康づくり計画を策定する際に、助言や指導などを行うこと、メンタルヘルス対策の実施状況を把握すること、セルフケア及びラインによるケアを支援して教育研修の企画及び実施、情報の収集及び提供、助言及び指導等を行うこととされています。そのほか、個別に、メンタルヘルス不調やその疑いがある場合な

どは就業上の措置が必要かどうかについて判断し、必要に応じて、事業者に意見を述べます。そして、精神科や心療内科などメンタルヘルスに関する専門的な相談や対応が必要な事例については、事業場外の医療機関などとの連絡調整に関わります。なお、これらの対策を推進する際は、個人の健康情報を保護することについて関係者が配慮することが重要です。

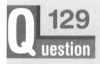

労働安全衛生法で面接指導の対象者とならない労働者について、気をつけることはありますか？

Answer

▶▶▶ Point
　労働安全衛生法の規定に基づく面接指導の対象者ではなくても、同法に規定された面接指導に準ずる措置を講ずるよう努めるべきです。

　実際には法令に規定された面接指導等を実施するだけで、業務に関係した心臓病、脳卒中、抑うつ状態がすべて予防できるわけではありませんので、事業場の実情にあわせて、職場として実施可能な予防策を推進すべきです。

　労働安全衛生法の規定で面接指導の対象者とはならないものの一定の長時間労働に従事している者は、疲労の蓄積を自覚していない場合や、本人が申し出ない場合であっても、長時間労働による健康影響が生じる可能性があります。また、前月よりも前に長時間労働に従事していた労働者でも、その健康影響が徐々に顕在化することも考えられます。したがって、事業場の実情に合わせて、法定の範囲以外の労働者についても面接指導の対象とする方策を検討すべきです。そして、本来は、長時間労働そのものを解消することをはじめ、職場の改善を通した心臓病、脳卒中、抑うつ状態の予防をめざすことが望まれます。

　また、労働安全衛生法第66条の9及び労働安全衛生規則第52条の8は、面接指導の対象者以外で健康への配慮が必要なものについては、事業者は、以下に示すような面接指導に準ずる措置（平成18年2月24日付け基発第0224003号）を講ずるように努めなければならないことを規定しています。

＜面接指導に準ずる措置＞

- ☑ 保健師による健康指導を行うこと
- ☑ チェックリストを用いた疲労蓄積の状況を把握すること
- ☑ 当該結果を見て医師等の面談を受けさせること
- ☑ 事業場の健康管理について医師からの助言を受けること

 過労死等防止対策を調べるウェブサイトはありますか？

Answer

▶ ▶ ▶ Point

　過労死等防止対策推進法施行に伴って新設された「確かめよう労働条件」のほか、さまざまなウェブサイトやフリーダイヤルがあります（**表**）。

　2014年（平成26年）11月、厚生労働省は、労働条件に関する総合情報サイト「確かめよう労働条件」を開設しました。このサイトは、事業主、労務管理担当者、労働者がそれぞれの立場で賃金、労働時間、休日、休暇といった労働条件に関して学習できる内容になっています。また、各地域における相談機関の連絡先、行政が行うセミナーの案内、労働条件に関する重要な裁判例が検索できるようになっています。

　また、同省の開設した「働き方・休み方改善ポータルサイト」は、自らの職場の診断（人事担当者向け）、働き方の診断（労働者向け）、取組・参考事例の検索、シンポジウム・セミナー情報の検索、課題別対策の検索などができるように工夫されています。

　職場の診断では、質問項目に入力すると、月80時間以上の残業をする雇用者の割合、年次有給休暇の取得率、働き方と休み方それぞれについての方針・目標の明確化、改善推進の体制づくり、改善促進の制度化、改善促進のルール化、意識改善、情報提供・相談、仕事の進め方改善、実態把握・管理の評価が表示されます。

　同様に、働き方の診断では、仕事の進め方について、業務の標準化、会議の進め方、目的・成果の確認、労働時間管理、整理整頓といった項目に分けて自己診断されます。

　取組事例として593（2021年〈令和3年〉10月15日現在）の実践事例が登録されています。そして、課題別の対策として、「意識に問題あり」、「マネジメントに問題あり」、「仕事特性、仕事のやり方に難あり」、「働き方・休み方に関する実態把握に問題あり」に分けて効果的な対策を知ることができます。

　このサイトのほか、同省にパワーハラスメント対策に関する「あかるい職場応援団」、メンタルヘルス対策に関する「こころの耳」、両立支援に関する「両立支援のひろば」などのウェブサイトがあります。

　また、メンタルヘルス不調や長時間労働による健康障害に関する無料電話相談窓口としての「こころほっとライン」、労働条件に関する無料電話相談窓口の「労働条件相談ほっとライン」もあります。そして、医師の面接指導で使用する調査票などをダウンロードできるサイト、大学が提供している情報サイト、医療分野の勤務環境に関する情報提供を行っているサイト「医療勤務環境改善支援センター」（Q114参照）もあります。

表　過労死防止対策等を調べるウェブサイトや相談窓口

○　「確かめよう労働条件」(https://www.check-roudou.mhlw.go.jp/)

○　「働き方・休み方改善ポータルサイト」(https://work-holiday.mhlw.go.jp)

○　「あかるい職場応援団」(https://www.no-harassment.mhlw.go.jp/)

○　「こころの耳」(https://kokoro.mhlw.go.jp/)

○　「両立支援のひろば」(https://ryouritsu.mhlw.go.jp/)

○　「こころほっとライン」　0120-565-455

○　「労働条件相談ほっとライン」

　　(https://www.check-roudou.mhlw.go.jp/lp/hotline/)

　　0120-811-610（はい！－労働）

　　月・火（17:00〜22:00）・土・日（10:00〜16:00、祝日・年末年始を除く）

　　平日夜間（17:00〜22:00）・土日祝日（10:00〜21:00、12月29日〜1月3日を除く）

○　厚生労働省「労働基準関係情報メール窓口」

　　(https://www.mhlw.go.jp/stf/seisakunitsuite/bunya/koyou_roudou/
　　roudoukijun/mail_madoguchi.html)

○　中央労働災害防止協会安全衛生情報センター「労働者の疲労蓄積度チェックリスト」

　　(http://www.jaish.gr.jp/td_chk/tdchk_e_index.html)

○　中央労働災害防止協会「職業性ストレス簡易調査票」

　　(https://www.jisha.or.jp/web_chk/)

○　産業医学振興財団「長時間労働者への面接指導チェックリスト・マニュアル」

　　(https://www.zsisz.or.jp/insurance/topics/checklist.html)

○　厚生労働省「ストレスチェック等の職場におけるメンタルヘルス対策・過重労働対策等」

　　(https://www.mhlw.go.jp/bunya/roudoukijun/anzeneisei12/)

○　東京大学「仕事のストレス判定図」

　　(https://mental.m.u-tokyo.ac.jp/jstress/hanteizu/)

○　東京大学「過重労働等健康リスク予知チャート」

　　(http://mental.m.u-tokyo.ac.jp/jstress/riskchart/index.html)

○　産業医科大学「過重労働対策ナビ (http://www.oshdb.jp/)

○　産業医科大学「ストレス関連疾患予防センター」

　　(https://www.uoeh-u.ac.jp/facilities/stress.html)

○　医療勤務環境改善支援センター「いきいき働く医療機関サポートWeb（いきサポ）」

　　(https://iryou-kinmukankyou.mhlw.go.jp/information/#Info05)

以上、2021年（令和3年）10月6日アクセス

3　こんなとき事業者はどう対応するのか？

Q131uestion　事業者は、発注者が費用や納期に関して無理を押し付けてくる場合、どう対処したらよいのですか？

Answer

▶▶▶ Point

　事業者は、労働者の健康を保護しながら健全な事業活動が維持できるような経営判断をする必要があります。

・・・

　事業者は、労働基準法や労働安全衛生法を順守する義務があることに加えて、労働者の健康を合理的に保護する安全配慮義務があります。安全配慮義務は、使用者は「労働者が労務提供のため設置する場所、設備もしくは器具等を使用し又は使用者の指示のもとに労務を提供する過程において、労働者の生命及び身体等を危険から保護するよう配慮すべき義務（安全配慮義務）を負っている」（川義事件・最高裁第３小法廷、昭和59年４月10日判決）と定義されています。

　したがって、事業者は、発注者が労働者が過重な労働をしなければ達成できないことが合理的に予想されるような事項を強要するのであれば、受注する際に、事業場の体制に見合った注文の内容に改善するよう依頼するか、注文に沿って受注する体制を改善するなどして労働者の健康が保護できるように配慮しなければなりません。実際に、運送業の業界では、荷主の注文を一部断ったり、料金の値上げに踏み切ったりするといった対応も認められています。

　また、働き方改革関連法は労働時間等設定改善法第２条第４項を改正して、「事業主は、他の事業主との取引を行う場合において、著しく短い期限の設定及び発注の内容の頻繁な変更を行わないこと……等取引上必要な配慮をするように努めなければならない」と規定しています。労働時間等見直しガイドライン（平成30年10月30日付け厚生労働省告示第375号）は、「週末発注・週初納入、終業後発注・翌朝納入等の短納期発注を抑制し、納期の適正化を図ること」や「発注内容の頻繁な変更を抑制すること」などを指導しています。事業者は、これらの法令や現状を踏まえたうえで、その契約を結ぶことによる経済的な利益や経営面での効果と、労働者の健康に悪い影響を与えるリスクとを比較して、契約するかどうかを決断しなければなりません。その際、事業者は、産業医などの産業保健スタッフに対して、受注により労働者の健康状態が受けると推定される影響の大きさについて助言を求めることが望まれます。

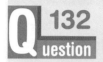 132 事業者は、親会社が過重な業務の負荷を強いる場合、どう対処したらよいのですか？

Answer

▶▶▶ Point

　事業者は、資本・人事・事業活動に関して特定の会社と強力な関係があった場合であっても、独立の事業者として、自らの労働者の健康を保護する義務があります。親会社とは、定期的に連絡会議を開いて、過重な業務の負荷に関する解決策を一緒に検討していく体制を構築することが重要です。

・・・・・・・・・・・・・・・・・・・・・・・・・・・・・・・・・・・・・・

　子会社の事業者は、資本・人事・事業活動に関して強い影響力を持つ親会社に対して意見を言いにくい立場にあります。しかし、事業者としては、独立に労働基準法や労働安全衛生法を遵守する義務があることに加えて、労働者の健康を合理的に保護する安全配慮義務があります。そこで、親会社に対して、事業者としての経営の努力について説明するために、定期的に連絡会議を開いて、人事や生産体制の現状、課題、将来計画について説明して、自らの労働者に対する過重な業務の負荷に関する問題意識を共有し、双方に経営上の不利益が生じないような解決策を一緒に検討していく体制を構築することが効果的です。

　また、親会社からの費用や納期の要求に対応するうえで、自らの労働者の負荷が大きくなりすぎないように常に配慮するとともに、適正配置、職場での声かけ、健康相談ができる体制の確保などの支援を行っていくことが望まれます。仮に、親会社が子会社の労働者に対して直接に指揮命令をしているような場合は、実態として親会社が直接に雇用している労働者として保護されなければなりません。

　なお、働き方改革関連法は労働時間等の設定の改善に関する特別措置法第２条第４項を改正して、「事業主は、他の事業主との取引を行う場合において、著しく短い期限の設定及び発注の内容の頻繁な変更を行わないこと……等取引上必要な配慮をするように努めなければならない」と規定しており、親会社と子会社双方の担当者や関係者はこの条文の趣旨をよく理解し、法令に従って対処することが望まれます。

Question **133** 熟練者から引き継いだ仕事を非熟練者が行う際に長時間を要する場合、事業者はどうしたらよいのですか？

A n s w e r

▶▶▶ **Point**

　熟練者と比べて非熟練者が同じ仕事に長時間を要する場合は、労働者が熟練するまでの期間を読み込んだ要員の計画を立てる必要があります。具体的には、非常勤で退職した熟練者を再雇用することなどの合理的な対策を立てる必要があります。できれば、熟練者が退職する前に、技術を伝承する計画を立てることが望まれます。

　業務やサービスの品質を確保するためには、熟練者と比べて非熟練者が長時間を要するのは、やむを得ないことです。そうであっても、事業者は、それが非熟練者にとって過重な業務の負担にならないように配慮しなければなりません。したがって、労働者が熟練するまでの期間は、そのことを予定に入れた人事や業務の計画を立てる必要があります。

　具体的には、一定の期間は組織の増員を図ること、業務量や業務分担を見直して業務の負荷を軽減すること、熟練者が退職後に非常勤で再雇用される制度を導入すること、などの合理的な対策を立てて、非熟練者の長時間労働を解消したり、業務の負荷を軽減したりする必要があります。このような事態に備えて、できれば熟練者が退職する前に、職人としての技術を伝承する計画を立てることが望まれますが、マニュアルでは対応できない、職人としての感性や勘などが必要とされる職種では、同様の状況が多く見受けられます。そこで、日常の業務において、技術や経験などの伝承が円滑に行われるように、定期的に技術面の勉強会を開催したり、コミュニケーションの取りやすい雰囲気づくりを行うことが望まれます。

Question **134**　無理をして働いていると思われる従業員がおり、仕事を減らそうとしても応じません。そのような時、事業者はどうしたらよいのですか？

A n s w e r

▶▶▶ **Point**

　医師に相談に行かせ、健康状態を調べた結果と仕事の実態に基づいて、仕事と生活において実施すべき事項について助言や指導を受けさせることが望ましいでしょう。

・・

　産業医は、必要に応じて上司や人事からも聴き取りを行って状況を把握し、会社が実施すべき措置や支援について助言や指導を行うことになります。

　多くの人々は生活するために働かなければならない事情がありますが、それが辛いと感じているということは、疲労が蓄積していて、健康に有害な影響を与えていることが示唆されます。このような状態が長く続くと、疲労は回復しにくくなりますし、実際に治療を要する健康障害が発生する危険が高まります。一方、将来も働き続けるためには、健康を保持していくことが不可欠です。

　このように、体調が不良な状態なままで働くということは、近い将来、健康障害を生じて働き続けることが一層困難になる危険を冒しているということができます。このような人が健康を保持しながら働き続けるためには、医師が、個々の健康状態をよく調べて把握したうえで、仕事と生活において工夫や改善をすべき事項について助言や指導をすることが効果的です。その際、産業医の立場からは、本人が実施すべき努力とともに、必要に応じて上司や人事からも聴き取りを行って状況を把握し、会社が実施すべき措置や支援についても職場環境や仕事の実態をよく理解したうえで、助言や指導を行います。

Q.135 Question
「過労死等防止対策推進法」は、どのような経緯で成立したのですか？

Answer

▶▶▶ Point

　過労死弁護団全国連絡会議の決議などを受けて超党派の国会議員による議員立法として法案が国会に提出されました。これが2014年（平成26年）6月に衆参両院で全会一致により可決、成立し、同年6月27日に公布、同年11月1日から施行されました。

　2008年（平成20年）9月に過労死弁護団全国連絡会議が「『過労死防止基本法』の制定を求める決議」を採択しました。その後、2010年（平成22年）4月に同会議と大阪過労死問題連絡会が「過労死防止基本法（案）」を作成し、2012年（平成24年）9月にその内容が一部修正されました。

　2013年（平成25年）6月に「過労死防止基本法制定を目指す超党派議員連盟」が発足（事務局長：泉健太・民主党衆議院議員）し、同年12月に同連盟（代表世話人：馳浩・自民党衆議院議員）が第185回臨時国会に「過労死等防止対策基本法」を提出しましたが、閉会に伴い継続審議となりました。

　2014年（平成26年）5月23日に同法案が第186回通常国会に再提出され、5月27日に衆議院、6月20日に参議院で可決、6月27日に「過労死等防止対策推進法」として公布されました。

　同年9月に厚生労働省は「長時間労働削減推進本部」を設置。同年11月1日に「過労死等防止対策推進法」が施行され、同省がポータルサイト「確かめよう労働条件」（https://www.check-roudou.mhlw.go.jp/top.html）を設置するとともに、全国でシンポジウムやセミナーなど啓発活動を開始しました。また、独立行政法人労働安全衛生総合研究所に「過労死等調査研究センター」を設置。同年12月17日に第1回「過労死等防止対策推進協議会」が開催され、その後、年に1〜5回開催されています。

　2015年（平成27年）7月には「過労死等の防止のための対策に関する大綱」が閣議決定され、2018年（平成30年）7月と2021年（令和3年）7月に改正されています。

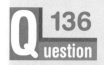

「過労死等防止対策推進法」は、何を規定しているのですか？

Answer

▶▶▶ Point

過労死等防止対策推進法は、仕事と生活を調和させ、健康で充実して働き続けることのできる社会の実現に寄与することを目的に、過労死等に関する調査研究や過労死等防止対策を推進することなどを規定しています。

・・

過労死等防止対策推進法は、仕事と生活を調和させ、健康で充実して働き続けることのできる社会の実現に寄与することを目的に、「過労死等防止啓発月間」（11月）の規定、政府による「過労死等の防止のための対策に関する大綱」の規定、国及び地方公共団体による過労死等防止対策の推進（①過労死等に関する調査研究等、②啓発、③相談体制の整備等、④民間団体の活動支援）、厚生労働省による遺族や労使の代表で構成する「過労死等防止対策推進協議会」の設置、政府による年次報告書（白書）の国会への提出等を規定しています。

「①過労死等に関する調査研究等」では、独立行政法人労働安全衛生総合研究所内に設置された「過労死等調査研究センター」による時間外労働の実態調査、過労死等の事例分析、過労死等の要因及び防止対策の調査研究と成果の情報発信が行われています。

「②啓発」では、国及び地方公共団体による「過労死等防止対策推進シンポジウム」、「過重労働解消キャンペーン」（労働基準監督署による重点監督等）、「過重労働解消相談ダイヤル」の設置等の活動が行われています。

「③相談体制の整備等」では、国及び地方公共団体等による過労死等のおそれがある者や親族等が相談できる機会の確保、産業医その他の過労死等に関する相談に応じる者に対する研修の機会の確保等として、「総合労働相談コーナーの設置」、「確かめよう労働条件」（https://www.check-roudou.mhlw.go.jp/）の運営、「労働条件相談ほっとライン」（0120-811-610）の設置等の活動が行われています。

「④民間団体の活動支援」では、国及び地方公共団体による民間団体が主催するシンポジウム等への労働局による後援や講師派遣等の協力を実施しています。

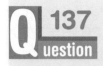

Question 137 「過労死等の防止のための対策に関する大綱」とは何ですか？

Answer

▶▶▶ Point

「過労死等の防止のための対策に関する大綱」は、過労死等防止対策推進法に基づいて閣議決定され、公表されているものです。過労死等の防止のための対策の基本的考え方として、過労死等に関する調査研究等、国民や関係者に対する啓発、相談体制の整備、民間団体の活動に対する支援について記されています。また、対策を行った結果に関する数値目標も掲げられています。

・・

「過労死等の防止のための対策に関する大綱」は、過労死等防止対策推進法第7条に基づいて厚生労働大臣が過労死等防止対策推進協議会の意見を聴いたうえで案を作成し、閣議決定し、国会に報告するとともにインターネットなどで公表しなければならないものです。2015年（平成27年）7月に過労死等防止対策の4つの柱（①過労死等に関する調査研究等、②啓発、③相談体制の整備等、④民間団体の活動支援）を盛り込み閣議決定され公表されました。3年ごとに見直すこととされており、2018年（平成30年）7月と2021（令和3年）年7月に変更され、それぞれ閣議決定され公表されています。全体が6章に分かれており、2021年変更版の概要は次の通りです。

「第1　はじめに」では、これまでの取組が述べられ、次に、現状として、労働時間、年次有給休暇、職場におけるメンタルヘルス対策、職場におけるハラスメントの発生、就業者の脳血管疾患・心疾患等・自殺の状況、脳・心臓疾患及び精神障害に係る労災補償等の状況が記され、それらを踏まえた課題が示されています。

「第2　過労死等の防止のための対策の基本的考え方」では、調査研究等、国民や関係者に対する啓発、相談体制の整備、民間団体の活動に対する支援について記されています。

「第3　国が取り組む重点対策」では、労働行政機関等における対策、調査研究等、啓発、相談体制の整備等、民間団体の活動に対する支援が記されています。大綱の中で最も具体的で詳細な事項が記されている章です。調査研究等、啓発、相談体制の整備等は、2021年改訂で新しい項目が追加されました（**表1**）。このうち、過労死等防止対策支援ツールの開発等では、調査研究成果を活用した過労死等防止対策のチェックリスト等が開発されることになりました。また、新しい働き方であるテレワーク、副業・兼業、フリーランスについて、ガイドラインの周知などにより、長時間労働にならないよう企業を啓発していくことになりました。

「第4　国以外の主体が取り組む重点対策」では、地方公共団体、事業主、労働組合、

民間団体、国民を含む活動が示されています。

「第5 過労死等防止対策の数値目標」では、時間外労働、勤務間インターバル、年次有給休暇、メンタルヘルス対策などに数値目標を掲げています（**表2**）。2018年の変更時に初めて立てられた数値目標のうち、「勤務間インターバルを知らない企業の割合」は2020年（令和2年）に10.7%となり目標値の20%未満を達成したものの、「勤務間インターバル制度を導入していた割合」は4.2%と目標値の10%以上を達成できませんでした（厚生労働省「令和2年就労条件総合調査」）。いずれも2021年の変更で2025年（令和7年）の目標値は改訂されています。

「第6 推進上の留意事項」では、経過の観察や必要な見直しに触れられています。

表1 過労死防止大綱における国が取り組む重点対策の「調査研究等」、「啓発」、「相談体制の整備」

「調査研究等」

① 過労死等事案の分析

② 疫学研究等

③ 過労死等の労働・社会分野の調査・分析

④ 過労死等防止対策支援ツールの開発等

⑤ 結果の発信

　　重点業種・職種：自動車運転従事者、教職員、情報通信（IT）産業、外食産業、医療、建設業、メディア業界、社会情勢の変化に応じた対象

「啓発」

① 国民に向けた周知・啓発の実施

② 大学・高等学校等における労働条件に関する啓発の実施

③ 長時間労働の削減のための周知・啓発の実施

④ 過重労働による健康障害の防止に関する周知・啓発の実施

⑤ 勤務間インターバル制度の導入促進

⑥ 働き方の見直しに向けた企業への働きかけの実施及び年次有給休暇の取得促進

⑦ メンタルヘルス対策に関する周知・啓発の実施

⑧ 職場のハラスメントの防止・解決のための周知・啓発の実施

⑨ ウィズコロナ・ポストコロナの時代におけるテレワーク等の新しい働き方への対応

⑩ 商慣行・勤務環境等を踏まえた取組の推進

⑪ 若年労働者、高年齢労働者、障害者である労働者等への取組の推進

⑫ 公務員に対する周知・啓発等の実施

「相談体制の整備等」

① 労働条件や健康管理等に関する相談窓口の設置

② 産業医等相談に応じる者に対する研修の実施

③ 労働衛生・人事労務関係者等に対する研修の実施

④ 公務員に対する相談体制の整備等

⑤ 過労死の遺児のための相談対応

下線は、2021年（令和3年）変更時の追加

表2　過労死防止大綱が掲げる数値目標

<u>週労働時間40時間以上の雇用者</u>のうち、週労働時間60時間以上の雇用者の割合	<u>5％以下</u> （2025年まで）
勤務間インターバル制度を知らない企業の割合（労働者数30人以上の企業のうち）	<u>5％未満</u> （2025年まで）
勤務間インターバル制度導入企業の割合（労働者数30人以上の企業のうち）	<u>15％以上</u> （2025年まで）
年次有給休暇取得率	<u>70％以上</u> （2025年まで）
メンタルヘルス対策に取り組んでいる事業場の割合	80％以上 （2022年まで）
仕事上の不安・悩み・ストレスの相談先が職場にある労働者の割合	90％以上 （2022年まで）
ストレスチェック結果の集団分析結果を活用した事業場の割合	60％以上 （2022年まで）

下線は、2021年変更時の改訂点

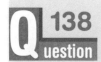
138
Question 「過労死等防止対策推進法」に基づく調査研究では、どのようなことが明らかになりましたか？

Answer

▶▶▶ **Point**

　過労死等防止対策推進法に基づく過労死等の実態と防止等に関する調査研究は、独立行政法人労働者健康安全機構労働安全衛生総合研究所過労死等調査研究センターが実施しています。主な成果は、「過労死等防止対策白書」や厚生労働省のホームページで公表されています。

・・

　過労死等防止対策推進法第8条に基づく過労死等の実態や防止等に関する調査研究は、独立行政法人労働者健康安全機構労働安全衛生総合研究所過労死等調査研究センターが実施しています。これまでに実施された過労死等の労災事案や公務災害事案の分析、疫学研究、実験研究により多くの成果が示されています（**表**）。

　主な成果は「過労死等防止対策白書」に掲載されているほか、過労死等に関する実態把握のための労働・社会面の調査研究事業（2017年〈平成29年〉度：情報通信〈IT〉産業、医療、教職員、2018年〈平成30年〉度メディア業界、建設業、2019年〈令和元年〉度：法人役員、自営業、2020年〈令和2年〉度：運送業、外食産業）の報告書が厚生労働省ホームページ（https://www.mhlw.go.jp/stf/newpage_04768.html）で公表されています。

表　過労死等の実態や防止等に関する調査研究で明らかになったこと
（長時間労働に関するものを抜粋）

2016年（平成28年）度の研究

1) 労災認定された循環器疾患は、脳疾患が心臓疾患よりも多いこと

2) 労災認定された循環器疾患は、運輸・郵便業、卸売・小売業の順に多いこと

3) 公務災害認定された循環器疾患は、学校職員と警察職員に多いこと

4) トラック運転手の業務負荷は、「出入荷手待ち時間の発生」や「契約外の作業要求」など荷主の都合で増大する傾向があること

5) 法人役員は、49.8%が労働時間を把握していないこと

6) 自営業者は、73.4%が労働時間を把握していないこと

7) 週労働時間60時間以上の者でも「自分のペースで仕事ができる」と回答した者は、疲労蓄積度が低いこと

8) 休日の息抜き・趣味活動・家族の団らん等の時間が「足りている」者は、疲労蓄積度が低いこと

9) 「労働時間の正確な把握」や「残業手当の全額支給」は、「残業時間の減少」、「年休取得日数の増加」、「メンタルヘルスの状態の良好化」に資すること

10) 教員の残業は、担任、部活動に関連する業務が多いこと

11) 教員の残業は、中学校の教員のほうが高等学校の教員よりも長いこと

12) 教員の残業は、職名別では副校長・教頭で長いこと

13) 情報通信（IT）産業で長時間労働が発生する理由は、「トラブル等の緊急対応」、「顧客対応」、「仕様変更」の順に多かったこと

14) 医療業で時間外労働が発生する理由は、診断書、カルテ等又は看護記録等の書類作成、救急や入院患者の緊急対応が多かったこと

15) 建設業の現場監督が精神障害で労災認定された事案は、自殺事案が多く、そのストレス要因は「長時間労働や業務量等の変化」が多かったこと

16) メディア業での精神障害の労災認定事案は、広告業、放送業の営業、メディア制作、デザイナーが多く、そのストレス要因は、「長時間労働に関連するもの」、「仕事の量・質の変化や上司とのトラブルに関するもの」が多かったこと

17) 労働者が過重労働防止に必要と感じる取組は、「人員を増やす」、「タイムカード、ICカード等の客観的な方法等により労働時間の管理を行う」が多かったこと

18) 企業が過重労働防止で困難に感じることは、「人員不足のため対策を取ることが難しい」、「労働者間の業務の平準化が難しい」が多かったこと

19) 長距離運行と地場運行のトラック運転者で高血圧者の収縮期血圧が高くなるのは、休日明けであったこと

20) 血圧が正常の男性にパソコン作業を継続させると30代と比べて50代のほうが作業中の収縮期血圧が有意に高く作業時間の後半においてその傾向が顕著であったこと

Q139 「過労死等防止対策白書」には、どのようなことが書かれていますか？

Answer

▶▶▶ Point

　「過労死等防止対策白書」は、過労死等防止対策推進法第６条に基づく報告書のことで、労働時間や過労死等の状況、調査研究報告、過労死等防止対策の実施状況などがまとめて記されています。

・・

　政府は、2016年（平成28年）から、毎年、11月の過労死等防止啓発月間に向けて、過労死等防止対策推進法第６条に基づき「我が国における過労死等の概要及び政府が過労死等の防止のために講じた施策の状況に関する報告書（過労死等防止対策白書）」を作成し、国会に報告しています。内容は、労働時間やメンタルヘルス対策等の状況、過労死等の状況、過労死等の調査研究報告、過労死等防止対策の実施状況などが記されています。

　2016年には、初めての白書として、過労死等防止対策推進法制定の経緯、過労死等防止対策推進法の概要、過労死等の防止のための対策に関する大綱の策定、過労死等防止対策の実施が記されました。

　2017年（平成29年）には、労働時間やメンタルヘルス対策等の状況、民間雇用労働者における過労死等事案の分析、重点業種としての自動車運転従事者、外食産業、法人役員・自営業者、過労死等の防止のための対策の実施状況（是正指導段階での企業名公表制度の強化、労働基準法改正等）が記されました。

　2018年（平成30年）には、過労死等の防止のための対策に関する大綱の見直し、5つの重点業種・職種（自動車運転従事者、外食産業、教職員、IT産業、医療）についての調査分析結果が記されました。

　2019年（令和元年）には、重点業種・職種の追加（建設業、メディア業界）についての調査分析結果、業界団体や企業等のメンタルヘルス対策等の取組事例が記されました。

　2020年（令和2年）には、全業種についての調査分析結果、これまでの疫学研究等の分析結果、メンタルヘルス対策等の取組事例が記されました。

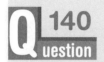

Question 140　労働基準法が規定する労働時間の上限は、どのように改正されてきたのですか？

Answer

▶▶▶ **Point**

1947年（昭和22年）に施行された労働基準法は、法定労働時間を週48時間、1日8時間としていましたが、1987年（昭和62年）の改正で段階的に週40時間まで短縮することとなり、実際には1997年（平成11年）4月からほぼすべての事業場で週40時間制に移行しました。時間外労働や休日労働については時間外労働に関する労使協定（36協定）で取り決めますが、1998年（平成10年）にその限度基準が告示され、2018年（平成30年）の働き方改革関連法によって労働基準法に上限が明記され、月100時間未満などに規制されることになり、2020年（令和2年）から一部の業種や職種を除き、ほぼすべての事業場で施行されています。また、1988年の改正で導入された裁量労働制は、徐々に適用範囲が広がってきましたが、みなし労働時間制と呼ばれ、労働時間に関する規定が適用される制度です（**表、図**）。

・・・

労働基準法は、1947年（昭和22年）4月に公布され、同年9月に施行されました。その際、法定労働時間を4週平均で週48時間、1日8時間と規定しました。また、管理職や秘書等は労働時間・休日・休暇に関する規制の適用除外も同時に規定しました。

その後、高度経済成長を経て1980年代に生じた日米貿易摩擦等を背景に、年間総労働時間を1,800時間程度まで短縮することをめざす政策が推進され、1987年（昭和62年）9月の労働基準法改正で法定労働時間は週40時間、1日8時間と規定されました。その際、「労働時間等に係る暫定措置に関する政令」により、1988年（昭和63年）4月の施行から3年間は週46時間を許容し、1991年（平成3年）4月から3年間は週44時間を許容するなどの段階的短縮を認めました。また、業種や規模によって一部の中小事業場では、一定期間、適用が猶予されました。さらに、特例として、労働者10人未満の商業・理容業、映画・演劇業（映画製作、ビデオ製作を除く）、保健衛生業、接客娯楽業の事業場では、週48時間を認めました。

1997年（平成9年）4月からは、特例の事業場を除き、週40時間が全面的に実施されました。特例の事業場は、1997年に週46時間に短縮され、2001年（平成13年）に週44時間に短縮され、現在に至っています。時間外労働については、1947年4月に、時間外労働、深夜労働、休日労働は2割5分以上の割増賃金が規定され、1994年（平成6年）から休日労働は3割5分に増額されました。

また、労使協定（36協定＝サブロク協定）に委ねられていた延長時間の長さについて、

1998年（平成10年）に初めて限度基準が告示されました。しかし、特別条項付きの36協定によって事実上はこの限度基準を超えることが可能であったことから、2003年（平成15年）10月に告示が改正されて、特別条項の適用は年に延べ6か月までに制限されました。また、2010年（平成22年）の労働基準法改正によって、月60時間を超える時間外労働の割増賃金率が5割以上に増額されていますが、中小企業への適用は2023年（令和5年）4月からの予定です。

　一方で、過労死等を防止するために上限を規制する必要性が指摘されました。そして、2018年（平成30年）7月の労働基準法改正によって月100時間未満などの上限規制が法律の条文で規定され、2020年（令和2年）4月から一部の業種や職種を除き、ほぼすべての事業場で施行されました（**Q142**参照）。

　1988年4月に、専門職を対象とする裁量労働制が導入され、賃金を実労働時間ではなく「みなし労働時間」に基づいて支払うことを可能としました。当初は、研究開発業務従事者、システムエンジニアなど業務の遂行方法を大幅に労働者の裁量に委ねる必要のある専門業務型裁量労働制（労働基準法第38条の3）、2000年（平成12年）4月から事業運営の企画、立案、調査、分析といった企業中枢の企画職にも広げた企画業務型裁量労働制（労働基準法第38条の4）が設けられました。ただし、この適用は労使委員会による決議を経ることが条件とされました。2004年（平成16年）4月からは、専門業務型裁量労働制でも労使協定として健康福祉措置等を義務化した一方で、専門業務型裁量労働制の適用を一部緩和しました。

　なお、裁量労働制は、「みなし労働時間制」の1つであって、時間外労働やその上限規制といった労働時間に関係する法令条項の適用を受ける制度ですから、時間外労働、深夜労働、休日労働に対する割増賃金の支払い義務も生じるものです。

表　労働基準法が規定する労働時間規制の歴史

1947年（昭和22年）4月	労働基準法公布：日8時間・週48時間労働（4週平均）、事業場外労働の36協定、管理職等の適用除外
1986年（昭和61年）11月	閣議決定：「1980年代経済社会の展望と指針」で年間総労働時間2,000時間を目標
1987年（昭和62年）9月	改正法公布：法律で日8時間・週40時間労働制を規定（段階的移行措置で1988年4月から週46時間、1991年4月から週44時間）、変形労働時間制（1月、3月単位等）・フレックスタイム制・事業場外労働のみなし労働時間制・専門業務型裁量労働制（5業務）を創設、年次有給休暇最低付与日数引上げ（10日）
1988年（昭和63年）5月	閣議決定：経済運営5カ年計画「世界とともに生きる日本」で年間総労働時間1,800時間程度を目標
1992年（平成4年）7月	労働時間の短縮の促進に関する臨時措置法（時短促進法）公布：国の労働時間短縮推進計画
1993年（平成5年）7月	改正法公布：労働時間の短縮（1994年4月から週40時間に移行、一部は3年間猶予）、変形労働時間制の拡充（1年単位追加）、年次有給休暇付与要件緩和（6か月）

1994年（平成6年）1月	政令：割増賃金率（時間外労働2割5分以上、休日労働3割5分以上）
1997年（平成9年）4月	猶予期間終了で週40時間に完全移行（特例措置該当業種で10人未満は週46時間、2001年から週44時間）業務指定告示改正：専門業務型裁量労働制に6業務を追加（11業務）
1998年（平成10年）9月	改正法公布：企画業務型裁量労働制の創設
1998年（平成10年）10月	限度基準告示制定：36協定の時間外労働限度基準
2002年（平成14年）2月	業務指定告示改正：専門業務型裁量労働制に8業務を追加（19業務）
2003年（平成15年）7月	改正法公布：企画業務型裁量労働制の導入要件を緩和、専門業務型裁量労働制に労使協定や健康福祉措置等を追加
2003年（平成15年）10月	限度基準告示改正：特別条項付き36協定の適用回数制限
2003年（平成15年）12月	総合規制改革会議第3次答申：ホワイトカラーエグゼンプションの創設
2005年（平成17年）11月	労働時間等の設定の改善に関する特別措置法（労働時間等設定改善法）公布：労働時間等見直しガイドライン（労働時間等設定改善指針）の策定
2006年（平成18年）1月	今後の労働時間制度に関する研究会報告書：「労働時間の長短ではなく成果や能力などにより評価される制度」の創設
2006年（平成18年）12月	労働政策審議会建議：一定のホワイトカラー労働者への労働時間規制の適用除外
2007年（平成19年）2月	労働政策審議会答申：自己管理型労働制を含む労働基準法改正案（国会提出法案からは削除）
2007年（平成19年）12月	内閣府：「仕事と生活の調和（ワーク・ライフ・バランス）憲章」及び「仕事と生活の調和推進のための行動指針」の策定
2008年（平成20年）12月	改正法公布：割増賃金率（2010年4月から月60時間を超える時間外労働5割以上、中小企業は2023年4月から適用予定）
2012年（平成24年）12月	アベノミクス：成長戦略の柱として「働き方改革」を提唱
2013年（平成25年）6月	閣議決定：日本再興戦略で「労働時間法制の見直し」を提唱
2014年（平成26年）6月	閣議決定：日本再興戦略改訂2014で「時間ではなく成果で評価される働き方」を提唱
2015年（平成27年）2月	労働政策審議会答申：高度プロフェッショナル制度の創設
2015年（平成27年）4月	閣議決定：高度プロフェッショナル制度を含む法改正を国会に提出（2015年9月廃案）
2015年（平成27年）10月	アベノミクス：第2ステージとして「一億総活躍国民会議」を設置
2016年（平成28年）6月	閣議決定：「ニッポン1億総活躍プラン」
2016年（平成28年）9月	働き方改革実現会議の発足
2017年（平成29年）3月	働き方改革実現会議：「働き方改革実行計画」
2017年（平成29年）6月5日	労働政策審議会答申：時間外労働上限規制、勤務間インターバル、長時間労働に対する健康確保措置
2017年（平成29年）9月15日	労働政策審議会答申：働き方改革推進関連法案
2018年（平成30年）4月6日	閣議決定：時間外労働規制と高度プロフェッショナル制度を含む8法一括改正案を国会に提出
2018年6月29日	働き方改革推進関連法成立

2018年（平成30年） 7月6日	働き方改革推進関連法公布
2019年（平成31年） 4月1日	働き方改革推進関連法施行：時間外労働上限規制の大企業への適用、研究開発業務の適用除外、高度プロフェッショナル制度の創設、勤務間インターバル期間設置の努力義務
2020年（令和2年） 4月1日	中小企業に時間外労働の上限規制を適用
2023年（令和5年） 4月1日	月60時間を超える時間外労働に対する50%の割増賃金率が中小企業にも適用（予定）
2024年（令和6年） 4月1日	建設業、自動車運転業、医師に時間外労働の上限規制を適用（予定）

図　労働時間規制の強化と緩和に関する政策の変遷

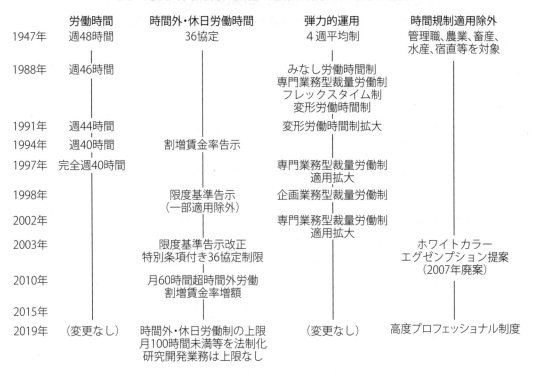

	労働時間	時間外・休日労働時間	弾力的運用	時間規制適用除外
1947年	週48時間	36協定	4週平均制	管理職、農業、畜産、水産、宿直等を対象
1988年	週46時間		みなし労働時間制 専門業務型裁量労働制 フレックスタイム制 変形労働時間制	
1991年	週44時間		変形労働時間制拡大	
1994年	週40時間	割増賃金率告示		
1997年	完全週40時間		専門業務型裁量労働制適用拡大	
1998年		限度基準告示 （一部適用除外）	企画業務型裁量労働制	
2002年			専門業務型裁量労働制適用拡大	
2003年		限度基準告示改正 特別条項付き36協定制限		ホワイトカラー エグゼンプション提案 （2007年廃案）
2010年		月60時間超時間外労働 割増賃金率増額		
2015年				
2019年	（変更なし）	時間外・休日労働制の上限 月100時間未満等を法制化 研究開発業務は上限なし	（変更なし）	高度プロフェッショナル制度

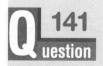

Question 141 働き方改革関連法は、どのような経緯で成立したものですか？

Answer ────────────────────

▶▶▶ Point

　賃金の根拠を労働時間ではなく業務成果とするなど多様な働き方を許容する一方で、過労死等を防ぐために労働時間規制の強化や勤務間インターバルの確保を推進するという政策を実現するために、8つの労働関係法を同時に改正する法案がまとめられました。その途中で、企画業務型裁量労働制の適用範囲を拡大する案は削除されましたが、2018年（平成30年）6月に国会で可決され、主な内容は2019年（平成31年）4月から施行されました。

・・・・・・・・・・・・・・・・・・・・・・・・・・・・・・

　2001年（平成13年）、内閣府に設置された当時の「総合規制改革会議」がアメリカ合衆国の公正労働法（Fair Labor Standards Act）を参考に、一定以上の年収がある専門職などは労働時間に基づいて賃金を支払う法令の適用を除外するホワイトカラーエグゼンプション制度の導入を模索しました。

　2006年（平成18年）、厚生労働省労働基準局の「今後の労働時間制度に関する研究会」が「自律的に働き、かつ、労働時間の長短ではなく成果や能力などにより評価されることがふさわしい労働者の増加」のための制度を創設することが必要とする報告書をまとめました。これを受けた厚生労働省労働政策審議会労働条件分科会は「一定の要件を満たすホワイトカラー労働者について、個々の働き方に応じた休日の確保及び健康・福祉確保措置の実施を確実に担保しつつ、労働時間に関する一律的な規定の適用を除外することを認めることとしてはどうか」と答申しましたが、この答申には労働者代表委員の反対意見が付記されました。

　このほか、2007年（平成19年）には、自由度の高い働き方として「自己管理型労働制」を含む労働基準法改正案が示され、労働政策審議会も労使双方の「委員から意見の出された事項を除き、おおむね妥当」と答申しましたが、世論の激しい反発を受けたため、結局、同年3月に当該部分は法案から削除されました。

　2012年（平成24年）12月に発足した第2次安倍内閣は、アベノミクスの「第三の矢」である成長戦略の柱に「働き方改革」を挙げました。2014年（平成26年）6月の「日本再興戦略改訂2014」では、「時間ではなく成果で評価される働き方を希望する働き手のニーズに応える、新たな労働時間制度を創設」を掲げ、2015年（平成27年）1月の労働政策審議会で「特定高度専門業務・成果型労働制（高度プロフェッショナル制度）」が提案され、同年2月に建議がまとまりました。この建議には、法人向けの「課題解決型

提案営業」と工場の生産管理等で「裁量的にPDCAを回す業務」を企画業務型裁量労働制に追加することも盛り込まれました。これを受けて労働基準法改正案が作成され、同年4月に国会に提出されましたが、審議されず廃案となりました。

　2015年10月、安倍内閣総理大臣の私的諮問機関「一億総活躍国民会議」が設置され、2016年（平成28年）6月に「ニッポン1億総活躍プラン」が閣議決定し、少子高齢化社会における「働き方改革」として長時間労働の是正に取り組む方針が示されました。これを受けて同年9月に内閣総理大臣の諮問機関「働き方改革実現会議」が設置され、労働側と経営側の代表である日本経済団体連合会（経団連）会長と日本労働組合総連合会（連合）会長も委員として参加しました。2017年（平成29年）3月に「働き方改革実行計画」がまとまり、休日労働を含む時間外労働の上限を「月100時間未満」とすることなどが決定しました。

　同年6月に労働政策審議会は、時間外労働の上限規制、勤務間インターバル、長時間労働に対する健康確保措置、新技術・新商品等の研究開発業務の適用除外、同一労働同一賃金の実現などを大臣に建議しました。同年9月の労働政策審議会に、以前の建議に含まれていた高度プロフェッショナル制度や企画業務型裁量労働制と併せた関係8法の一括改正を規定した働き方改革推進関連法案が諮問され、改めて「おおむね妥当」と答申しました。ただし、この答申にも労働者代表委員の反対意見が付記されました。

　また、2018年（平成30年）1月に労働時間の統計データに大量の異常値が見つかったことなどを受けて企画業務型裁量労働制の拡大が法案から除外されました。その後、連合の要望で健康確保措置が拡充された働き方改革関連法案が同年4月6日に国会に提出され、5月21日、与野党が協議して高度プロフェッショナル制度適用後に本人同意の撤回を可能とする修正を行って、5月31日に衆議院、6月29日に参議院で可決、7月6日に公布されました。

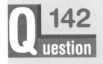 **142** 働き方改革関連法によって、労働時間の上限はどのように規定されたのですか？

Answer

▶▶▶ Point

　法定労働時間は、週40時間かつ日8時間です。これを超える時間外労働や法定休日に行う休日労働については、時間外・休日労働に関する労使協定（36協定）の範囲内にとどめる必要があります。なお、管理監督者等にはこれらは適用されません。36協定が定める限度時間は、時間外労働が月45時間、年360時間と規定されています。

また、特別条項付き36協定で特例により延長できる時間の限度は、時間外労働と休日労働を合わせて月100時間未満かつ2〜6か月の月平均80時間以下、時間外労働は年720時間以下と規定されています。

． ．

　週40時間、日8時間のいずれかを超える時間帯の労働は時間外労働と呼ばれ、週1日または4週4日付与される法定休日の労働は休日労働と呼ばれます。なお、管理監督者、機密事務取扱者（秘書等）、農業・畜産業・養蚕業・水産業の労働者、宿日直等の労働者は、労働時間や休日に関する労働基準法の適用が除外されています（労働時間の把握義務や深夜割増賃金の規制は適用）。また、特定高度専門業務・成果型労働制（高度プロフェッショナル制度）の労働者は、労働時間に関するすべての規制の適用が除外されています（図1）。

　これら以外の一般労働者が時間外労働や休日労働に従事できるのは、時間外・休日労働に関する労使協定（36協定＝サブロク協定）を結んでいる場合に限られます。

　働き方改革関連法の改正労働基準法は、36協定の限度時間について、時間外労働は月45時間、年360時間と規定しています（**Q90**参照）。しかし、繁忙期等で「通常予見できない業務量の大幅増加等に伴い臨時的に限度時間を超えて労働させる必要がある場合」は、年に6回を限度に、この限度時間を超えてさらに延長できる特別条項を結ぶことができます。同法は、この特例にも限度を設けて、時間外労働と休日労働を合わせて月100時間未満かつ2〜6か月の月平均80時間以下とし、時間外労働は年720時間以下と規定しています（**図2**）。また、厚生労働大臣が定める労働時間を延長する限度に関する指針にも従う必要があります。ただし、これらの限度は「新たな技術、商品又は役務の研究開発に係る業務」には適用されません。

　なお、物理化学的な有害要因にばく露されるような「健康上特に有害な業務」の時間外労働は、1日2時間以下と規定しています。これらの法令や指針に違反した場合は、労働基準法第32条違反となり、罰則を適用される場合があります。

図1　労働基準法に基づく労働時間規制

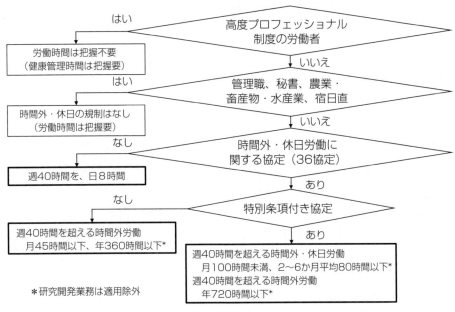

注）建設業、自動車運転業、医師、鹿児島・沖縄の砂糖製造業には2019年（平成31年）
　　改正部分の一部適用猶予等がある。

図2　1か月当たりの時間外労働と休日労働の上限

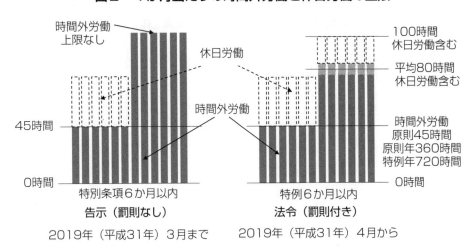

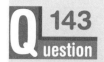

施行された働き方改革関連法で、適用猶予期間がある企業や職種はあるのですか？

Answer

▶▶▶ Point

　働き方改革関連法の多くの規定は、2019年（平成31年）4月1日から施行されました。一部の規定には、中小企業や一部の職種に対する適用猶予期間があります。

・・・

　働き方改革関連法（2018年〈平成30年〉7月6日公布）で改正された多くの規定は、2019年（平成31年）4月から施行され、中小企業に対する時間外労働の上限規制は、2020年（令和2年）4月から施行されました（**表**）。

　一部の規定は、2024年（令和6年）3月まで猶予されます（**図1**）。また、時間外労働や休日労働の上限規制に関する規定の一部は、建設業、自動車運転業、医師、鹿児島県と沖縄県における砂糖製造業に対する施行が2024年まで猶予されます（**図2**）。

　なお、月60時間を超える時間外労働の割増賃金率を5割以上とする内容は、中小企業にも2023年（令和5年）4月から適用されます。

表　働き方改革関連法の施行が猶予される中小企業の定義

	資本金の額または出資の総額	企業全体で常時使用する労働者数
小売業	5,000万円以下	50人以下
サービス業	5,000万円以下	100人以下
卸売業	1億円以下	100人以下
その他	3億円以下	300人以下

図1　働き方改革関連法が規定する主な内容の施行期日（すべて4月1日）

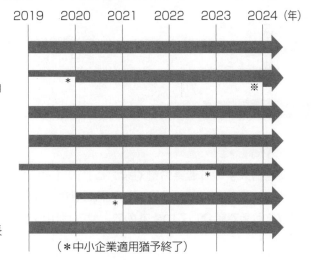

（＊中小企業適用猶予終了）

図2　時間外労働上限規制の適用猶予・適用除外

	2019年	2024年
建設事業	適用猶予	災害時の復旧・復興事業は月100時間未満等を適用除外
自動車の運転義務	適用猶予	年間960時間のみ適用
医師	適用猶予	（医療界参加の下で検討）
鹿児島・沖縄の砂糖製造事業	月100時間未満等を適用除外	すべて適用
新技術・新商品等の研究開発	適用除外	適用除外

| 5 | 長時間労働対策を事例から学ぶ |

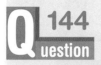 144 長時間労働対策について、具体的な事例を紹介してください。

A n s w e r

▶▶▶ **Point**

　産業医科大学の「過重労働対策ナビ」の「対策ツール（事例集）」（http://www.oshdb.jp/activity/case）には、下記に紹介するものも含め、約100の事例を、分類・整理したうえで紹介していますので、ぜひ活用してください。

事例1：休　養
長時間時間外労働が継続し軽度の抑うつ状態となった従業員に対し、早期の1週間の休養により症状消失、業務効率改善につながった事例

　28歳男性。技能職で機械組み立てを行っていた。業務依頼が山積し、2か月間50時間以上の時間外労働が継続した。夏期の暑熱職場のため体力消耗もみられた。健診にて強い疲労感と不眠を訴えたため、上長と人事担当との面談を実施し、休養の必要性を説き、休日を含め9日間の連休を取得することができた。休養により疲労、不眠ともに改善し、さらに必要な時には休養が取れるという安心感が得られたことで、より業務に対する意欲の向上もみられた。

事例2：休　職
抑うつ傾向を認めた労働者に産業医が専門医を紹介し、2か月間の病欠と治療により業務能率が向上し労働時間が短縮した事例

　37歳男性、技術者。前月の時間外労働時間が100時間を超えていたため、産業医面接実施となった。約半年前からチームリーダーに昇格し、それまでの技術者としての業務から職場内の調整をしなければならないリーダー業務の負担が大きくなっていた。産業医面接で、身体症状として、上腹部痛、食欲低下、吐き気、身体のふるえがみられ、精神症状として不眠（中途覚醒）、集中力の低下などがみられた。治療導入が必要と判断し近医専門家を紹介するのと同時に、夏休みや年休を取得していない状況であったため1週間の休養を指導した。1週間の休養後の業務内容はあまり変化がなく、精神症状が悪化し2か月間の自宅療養をすることになった。職場復帰の際、職場関係者ミーティングでチームリーダーからの降格と時間外労働の制限を協議した。これらの対策により、業務能率が向上し、

就業制限の解除をした後もパフォーマンスの維持、時間外労働時間の短縮がみられた。

事例３：勤務体制改善
家庭をもつ女性労働者において家族の協力が得られにくい場合の職場への配慮を促した事例

　家庭をもつ女性研究者において、子供が小さく、夫も多忙で、実家も遠いため家族の協力が得られにくい状況であった。この従業員に対して、業務を朝にシフトさせ、夕方は保育園に迎えに行ける時間に帰宅できるように所属長に依頼をした。そして、朝の保育園への送りを夫にやってもらえるように話し合いを促し、仕事と家庭の両立のための一助になった。

事例４：労務管理
労働時間管理の徹底を上司に指導した事例

　赤字のためリストラが続く事業部の生産技術業務。リストラにより人員が減少したため、一人にかかる負担が大きくなっていた。２人の同じ生産技術系スタッフが、３か月連続で24時過ぎの退社による過重労働の産業医面接を受けていたが、目立った所見を認めず、人事担当者及び上司（課長）に労働時間管理の指導のみに留めていた。課内の他のスタッフ1～2人も交代で面接対象者になっていた。4か月目の産業医面接では、同じ2人のスタッフがともに睡眠障害、食欲低下、思考力低下などの抑うつ症状を認めたため、産業医から人事へ「21時以降の残業禁止」の意見書を提出し、課長が長期療養のため、直接、部長へ厳密な労働時間管理を指導した。以後、部長は部内スタッフ全員を対象に、原則、毎週水、金曜日をノー残業デーとし、残業する者は上司へ事前申請を必要とした。毎週水、金曜日は部長自ら18時を過ぎると職場の電気を消灯してまわり、早期退社を促している。「仕事のメリハリをつけてもらう」とのこと。その後、長時間勤務が続いていた2人のスタッフは産業医面接対象者から外れ、以前ほどの訴えは無くなっていた。

事例５：職制フィードバック
過重労働者が同一職場に集中しかつ連続して発生した際に、産業医が管理職を含めた職場全員と面談を実施することで残業時間を減らせた事例

　部品関連部門の技術職場で、新規開発の追い込みのため、約10人の技術者全員が長時間残業を繰り返していた。その中には残業に疑問を感じながらも上司に進言出来ずにいた者もいたが、上司を含めた産業医面談を契機に、仕事の仕方そのものを見直すきっかけとなり、残業時間の減少につながった。

> **事例6：就業制限**
> 心筋梗塞を発症した労働者に対し作業規制、時間外労働規制を行った事例

　59歳男性。3交替勤務、運転室内での業務が中心だが、1日の中で数回現場のパトロールを行う。重量物取扱い、暑熱環境での作業がある。心筋梗塞を発症したため、勤務について本人、産業医、職制の3者で検討を行った。心臓への負担を避けるため重量物取扱い、暑熱作業は禁止し、復職当初は常昼勤務とした。また、この職場では長時間の時間外労働が発生することは少ないものの、定期的な工場施設の修理等の時、50時間程度の時間外労働となるため、あらかじめ時間外労働禁止とした。この意見を踏まえて、職場では業務の配慮を行い、身体への負担がかかる業務は避けてもらえることとなった。半年ほど経過観察し、健康上問題なく、本人の希望が強いため、3交替勤務に戻ることとなった。ただし交替勤務ながら規則正しい生活が送れるよう、時間外労働の禁止は継続した。その後は3か月に1回、定期的に産業医面接を行っているが問題は生じていない。

> **事例7：上司支援**
> 時間外超過者健診の結果を上長にフィードバックしたことで、上長と従業員のコミュニケーションが改善され職場全体の雰囲気が向上し、業務効率改善とともにストレス症状の軽減につながった事例

　34歳男性。10名以下の組織に所属していたが、命令系統が複雑で業務調整が困難となり、強いストレス状態となった。時間外超過者健診にてその実情を把握し、健診結果報告書に本人の了解を得た上でその状況を報告し、話し合いを提言したところ、直ちに上長の「気づき」につながり、本人とのコミュニケーションが増加し、本人も自らの状況を上長に説明することができるようになった。それによって職場全体の雰囲気も好転し、業務担当者同士が近くに並ぶような席替えも実施された。本人のストレス状態はそのような職場環境の改善の結果軽快した。

> **事例8：治療導入**
> 未治療の重症高血圧症の従業員に対し長時間労働と高血圧のリスクについて説明し、意識付けと治療導入に結びついた事例

　55歳男性。未治療の重症高血圧症がみられ、以前より治療に関する保健指導が実施されていたが治療に結びついていなかった。50時間／月以上の時間外労働が継続したため、長時間労働と高血圧との関連について時間外超過者健診時を利用して繰り返し説明し、ようやく治療導入につながった。

> **事例９：生活指導**
> 時間外労働時間の増加と長期にわたる出張のため体重増加、血圧上昇をきたした従業員に、夕食の摂り方など生活習慣改善を指導したことで健康障害を予防し得た事例

　33歳男性。3か月間にわたる長期出張業務のため単身生活が続いたところ、出張前の健診結果と比べて5kgの体重増加、血圧も正常範囲から軽度高血圧域となったため、生活習慣について聴取した。その結果、長時間労働により帰宅時間が遅く、夕食も遅くなり外食が主体であった。また、車通勤になったため運動不足も続いていた。夕食を早い時間に事業場内食堂で摂ることや、休日の運動習慣など目標をたてて実行するよう指導し、健康障害の予防につながった。

> **事例10：職場支援**
> 職場の人間関係に問題があり、出社できなくなった労働者に対して、精神科で受診を開始し、職場では席替えをして復職できるようになった事例

　39歳男性。事務職、常昼勤務。時間外労働は月40〜50時間程度が続いていた。以前より職場の上司Aに対して苦手意識を持っていた。過重労働面接時には本人からの訴えは特に無かったが、その後、業務に関して上司Aからきつい口調で注意を受けたことをきっかけに、出社しようと思うと胸がどきどきするようになり欠勤が続くようになった。上司Bが心配し、診療所に相談。本人と産業医が面接し、精神科受診をすすめた。精神科主治医の診断により適応障害の診断で約1か月間休業した。復職に当たっては主治医より、時間外労働の禁止と職場異動が望ましいとの意見書が提出された。本人、産業医、職場の三者の話し合いを行い、業務の負荷は体調を見ながら徐々に増やすこととし、時間外労働は当面禁止とした。また、職場の異動は困難ではあるが、職場内で席替えをし、本人と上司Aが直接顔を合わせる機会が少なくなるよう配慮してもらえることとなった。復職後は特に問題なく勤務できている。

●追補●　令和3年版過労死等防止対策白書

　2021年（令和3年）10月26日に令和3年版過労死等防止対策白書が公表されました。

　例年の白書（**Q139**参照）と同様に、時間外労働、年休取得、心身の負担感、過労死等、過労死等防止対策、メンタルヘルス対策に関する現状と分析が取りまとめられているほか、2021年（令和3年）7月に改訂された「過労死等の防止のための対策に関する大綱」の変更点（**Q137**参照）が示されています。

　2020年（令和2年）の主要な数値は、「週労働時間60時間以上の雇用者の割合」が5.1%、「週労働時間40時間以上の雇用者に占める週労働時間60時間以上の雇用者の割合」が9.0%、「勤務間インターバル制度の導入企業割合」が4.2%、「メンタルヘルス対策に取り組んでいる事業所割合」が61.4%、「ストレスチェック結果の集団分析結果を活用した事業所割合」が66.9%でした。なお、「年次有給休暇取得率」は2019年（令和元年）の数値が最新で56.3%でした（「就労条件総合調査」）。

　今年度の特徴として、自動車運転従事者と外食産業において2010年（平成22年）4月から2018年（平成30年）3月までに労災認定された精神障害の事案を分析した結果と新たに実施したアンケート調査の結果が示されています。道路貨物運送業と運輸に付帯するサービス業で発生した237件を具体的出来事別に分類すると、「1か月に80時間以上の時間外労働を行った」が25.6%、「悲惨な事故や災害の体験、目撃をした」が18.0%、「上司とのトラブルがあった」が18.0%、「（重度の）病気やケガをした」が17.3%でした。また、運送業1,432社の労働者5,180人が回答したアンケート調査結果によれば、業務に関連するストレスや悩みとして最も多く選択された回答は、トラック運転者やタクシー運転者では「賃金水準の低さ」、バス運転者では「不規則な勤務による負担の大きさ」でした。飲食店で発生した172件を具体的出来事別に分類すると、「1か月に80時間以上の時間外労働を行った」が22.4%、「（ひどい）嫌がらせ、いじめ、又は暴行を受けた」が21.5%、「仕事内容・量の（大きな）変化を生じさせる出来事があった」が18.7%、「2週間以上にわたって連続勤務を行った」が15.4%でした。また、外食産業742社の労働者4,860人が回答したアンケート調査結果によれば、業務に関連するストレスや悩みとして最も多く選択された回答は、スーパーバイザー等や店長では「売上・業績等」、店舗従業員では「職場の人間関係」でした。

　そして、2012年（平成24年）から2017年（平成29年）までに労災認定された自殺の事案497件を分析した結果も示されています。男性が479件（96.4%）を占め、曜日別では最多の「月曜日」が87件（17.5%）、次いで「火曜日」が83件（16.7%）でした。具体的出来事別では「極度の長時間労働」（月に160時間超又は3週で120時間以上の時間外労働）が88件（17.7%）で、「恒常的な長時間労働」（2か月連続120時間以上又は3か月連続100時間以上の時間外労働）が201件（40.4%）でした。このように自殺の事案のうち半数以上で長時間労働が認められました。

〔編著者　略歴〕

堀江　正知（ほりえ・せいち）

　昭和61年3月、産業医科大学医学部卒業。平成5年5月、カリフォルニア大学バークレー校公衆衛生大学院修士課程修了。公衆衛生学修士（Master of Public Health）、博士（医学）、労働衛生コンサルタント（保健衛生）、日本産業衛生学会専門医・指導医、日本内科学会認定内科医。

　平成元年7月より日本鋼管株式会社京浜製鉄所（現、JFEスチール株式会社東日本製鉄所京浜地区）産業医、この間、平成3年7月から平成5年6月までカリフォルニア大学サンフランシスコ校レジデント（産業医学）。平成13年4月より産業医科大学産業生態科学研究所産業保健管理学教室助教授を経て、平成15年5月より同教授（現職）、平成22年4月より同研究所所長を兼任（平成28年3月まで）、平成28年4月より同大学ストレス関連疾患予防センター センター長を兼任。令和2年4月より副学長を兼任。

　日本産業衛生学会（代議員）、国際産業保健学会（理事）、日本産業精神保健学会（代議員）、日本学術会議（連携会員）等。

　日本医師会産業保健委員会委員（平成12年〜現在）を務めるとともに、厚生労働省労働基準局　職場における化学物質管理の在り方に関する検討会委員（平成22年）、厚生労働省労働基準局　職場におけるメンタルヘルス対策検討会委員（平成22年）、厚生労働省労働基準局　産業保健への支援の在り方に関する検討会委員（平成23年）、厚生労働省健康局　次期国民健康づくり運動プラン策定専門委員会委員（平成23〜25年）、厚生労働省労働基準局　労働安全衛生法における特殊健康診断等に関する検討会委員（平成28年〜）等を歴任。

　主な著書として、『熱中症を防ごう（第4版）』（令和2年／中央労働災害防止協会）、『産業医の職務Q&A第10版（増補改訂）』（平成27年／産業医学振興財団）、『適正配置ストラテジー（第2版）』（監修：平成27年／バイオコミュニケーションズ）、『Q&Aで学ぶ働く人の健康情報管理』（平成26年／労災保険情報センター）、『産業医と労働安全衛生法四十年』（平成25年／産業医科大学）など。

How to 産業保健⑨

長時間労働対策・面接指導のQ&A

2021年11月19日　初版発行　　　　　　　　　定価（本体2,200円＋税）

編 著 者　堀江　正知
編集発行人　井上　真
発 行 所　公益財団法人 産業医学振興財団
　　　　　　〒101-0048　東京都千代田区神田司町2-2-11　新倉ビル3階
　　　　　　TEL 03-3525-8291　FAX 03-5209-1020
　　　　　　URL http://www.zsisz.or.jp
執 筆 協 力　久野 亜希子／筒井 隆夫／川波 祥子／山下 真紀子／
　　　　　　　新見 亮輔／掛井 真純／那須 幸平
印 刷 所　株式会社 三和印刷社

ISBN 978-4-915947-76-6　C2047　¥2200E